肖承悰　左　启　编著

萧龙友

医学传略与传薪

人民卫生出版社
·北　京·

图书在版编目（CIP）数据

萧龙友医学传略与传薪 / 肖承悰，左启编著 . —北京：人民卫生出版社，2020.8

ISBN 978–7–117–30340–8

Ⅰ. ①萧…　Ⅱ. ①肖…②左…　Ⅲ. ①萧龙友（1870–1960）– 文集　Ⅳ. ①K826.2–53

中国版本图书馆 CIP 数据核字（2020）第 145618 号

人卫智网	www.ipmph.com	医学教育、学术、考试、健康，购书智慧智能综合服务平台
人卫官网	www.pmph.com	人卫官方资讯发布平台

萧龙友医学传略与传薪

Xiao Longyou Yixue Zhuanlue yu Chuanxin

编　　著：肖承悰　左　启
出版发行：人民卫生出版社（中继线 010-59780011）
地　　址：北京市朝阳区潘家园南里 19 号
邮　　编：100021
E - mail：pmph @ pmph.com
购书热线：010-59787592　010-59787584　010-65264830
印　　刷：三河市国英印务有限公司
经　　销：新华书店
开　　本：710×1000　1/16　　印张：11.5　　插页：4
字　　数：149 千字
版　　次：2020 年 8 月第 1 版
印　　次：2020 年 9 月第 1 次印刷
标准书号：ISBN 978-7-117-30340-8
定　　价：50.00 元

打击盗版举报电话：010-59787491　E-mail：WQ @ pmph.com
质量问题联系电话：010-59787234　E-mail：zhiliang @ pmph.com

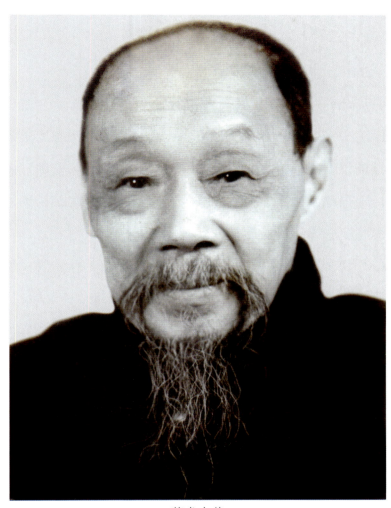

萧龙友像

2007年7月，一代儒医萧龙友的嫡孙女——北京中医药大学东直门医院博士生导师、首席教授肖承悰，在成都中医药大学附属医院原院长陆华陪同下，首次赴祖籍四川省三台县寻根，受到三台县县委副书记陈福林、县卫生局局长龙保林、三台县中医院院长杨丽和县文联副主席左启等热情接待并进行交流。

　　2018年5月，肖承悰教授携子张海波再赴三台寻根。在绵阳市政协副主席沈其霖，三台县政协主席贺强华，副县长汪楠、县政协副主席杨丽、罗建设，三台县中医院院长卢文华等陪同下，肖教授先后赴潼川古城方家街故居——萧公馆和萧公巷，三台县中医院、鲁班古镇（今鲁班湖区）、花园镇麦冬产业基地、芦溪藤椒基地考察，后赴绵阳市考察。

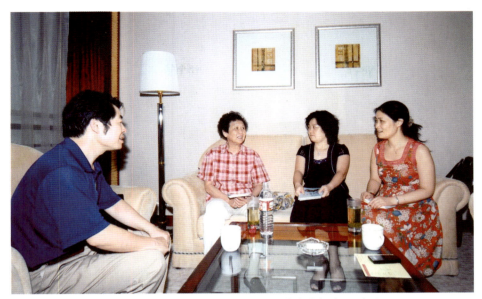

右一杨丽、右二陆华、右三肖承悰教授、右四左启

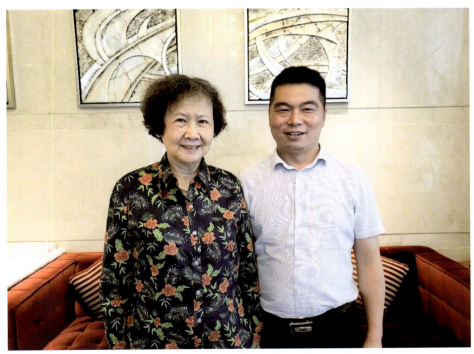

肖承悰教授与县中医院卢文华院长（右一）合影

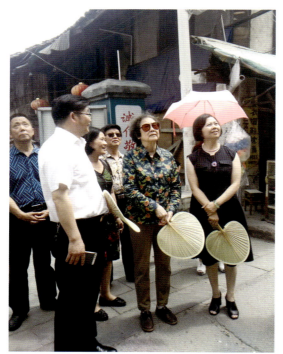

右一贺强华、右二肖承悰、右三刘容芝、右四杨丽、右五沈其霖、右六罗建设
三台萧公馆旧址

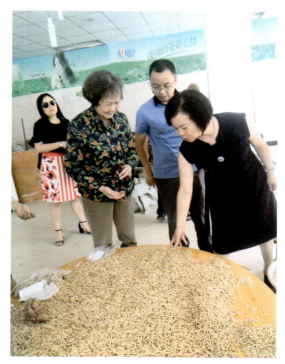

左一肖承悰教授,右二汪楠、右一贺强华
考察花园镇麦冬产业基地

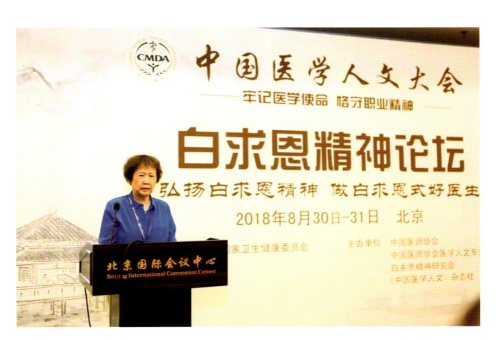

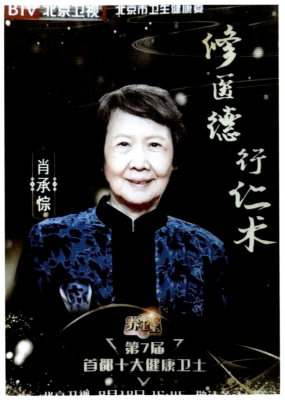

萧龙友先生为一代国医宗师,博极医源,通达深邃哲理。其国学功底敦厚,为"北京四大名医"之首,一代儒医之翘楚。先生承儒学仁德中和,体道学无朴纯素,天资聪慧,早年传习中华传统文明而崇尚国故。先生亲历20世纪晚清、民国战乱烽起,经济滞后而民生凋敝之岁月,毅然辞官而业医,储"不为良相而为良医"之志,救民于水火,以国学为指针,阐扬国医国药之真谛。先生品德高尚,寓仁义于治学执教之上;作新论于精进沉潜之中。先生曾任中国科学院生物学地学部学部委员(院士),原卫生部中医研究院(现中国中医科学院)名誉院长,可谓高境界大视野。先生重视国学启源,为吾辈后学致力中国中医药研究奠定了根基,确是当今振兴传统优秀文明之先声。素日先生传六艺圆融之道,法岐黄经典学术要旨,授司命心身养摄之术。先生重视立象尽意,观天地阴阳之象,万物生灵之象,健康疾病之象,识证论病,理、法、方、药一元和合,造福民生,嘉惠医林,居功至伟矣!

回首中华大地曾历汉朝文景之治、盛唐贞观之治,民富国强,经济繁荣,百姓乐道之盛世;然至魏晋南北朝五代十国的数百年,战乱瘟疫连绵不断,举国医师挺身而立疗伤防疫诊疗,医药学术经验积淀;至宋代,我国医事药事体制已臻完善。战乱引发文人谋略思想出路而玄学大帜,及至宋明理学后世的新儒学、新道学也促进了中医药学的进步和繁荣。萧龙友先生于闭关锁国百年外侮入侵又西学东渐、批判儒学欲废止国医的危急时刻,团结同道奋起抗争,为中医药学谋生存竭蹶,为中医药学正名发挥了重大作用,受晚辈景仰且铭刻在心,为后学谋学科发展注入了强韧的生命力。

肖承悰教授是中医妇科学家、临床家、教育家。肖教授秉承先祖遗训,继承家学,业精于勤,长期奋战于临床第一线。学医时读经废寝忘食止于至精;业医时工作尽心尽责止于至善;育人时从严执教而教学相长止于至亲。肖教授性格爽朗,治学认真,为人师处世事敢于直言,团结同道。肖教授任中华中医药学会妇科委员会主任委员时,于中医妇科学派梳理、诠释临证诊疗卓有成就。我与肖教授于北京中医药大学东直门医院共事 19 个年头,感怀其对复杂世事一丝不苟的工作风格,对我在任期间多有助力与关怀。

当前国家提出传承并发展中医事业,优秀的传统文化回归是必然的。基于此,肖教授会同原籍三台县博物馆的左启先生合纂《萧龙友医学传略与传薪》一书,整理发掘祖辈国医精粹、学术思想、验案验方,诗文书画,养生之道等珍贵资讯,并对儒学、医学、教育、宗族人文进行评价,结集成册,供医界同仁和社会公众借鉴和欣赏。

中华传统文明是一种存在、一种运动,它不仅仅是光彩映人的过去,还是承接过去、现在、未来的历史流程,也是中医药学之渊薮。

肖教授的父亲——北京师范大学萧璋教授,一生治学勤勉,于经学研究方面成就卓越。近世训诂渐成绝学,萧璋先生培养出大师级学者许嘉璐、钱超尘等,对中国文化的传承发展做出的贡献至深至切,感人肺腑。萧璋先生授我辈训诂学要领,使我辈受益于读懂古典医籍之妙;且嘱咐中医学人当以《十三经注疏》为基本功,精进于仁德路上,沉潜于诊务之中。"学为人师,行为世范"乃北京师范大学之校训。

实于此,肖承悰教授一家三代的恩惠、教诲、关爱,幸哉希道也!

《萧龙友医学传略与传薪》书稿即将付梓,特作此序,以感谢肖承悰教授对我的信任,乐观厥成为序。

中央文史研究馆馆员　中国工程院院士

王永炎

乙亥仲夏

时八十一岁

序二

萧龙友，名方骏，字龙友（后以字行），别号"息翁""蛰蛰公""蛰老人""息园老人"，新中国成立后萧龙友将别号改为"不息翁"，四川省三台县人，中医学家。为近现代"北京四大名医"之首。祖籍江西泰和，弃官行医后，所居名为"息园"。

萧龙友不仅医术高超，还对近百年来中医界风云变幻的历史进程产生了举足轻重的影响。他的人生道路，恰是一部中医百年兴衰史的缩影。

1897年，萧龙友考中清朝丁酉科拔贡。曾任原卫生部中医研究院学术委员、名誉院长，中央文史馆馆员。1955年选聘为中国科学院生物学地学部学部委员（院士）。

1892年川中霍乱流行，他与陈蕴生医师用中草药救治患者，控制了疫情的蔓延。他主张四诊合参，重视辨证论治，治愈了一些疑难病症。1930年，与孔伯华共同创办了北平国医学院，培养了数百名中医人才，对我国中医学的发展起到了承先启后的作用。1954年第一届全国人大第一次会议上，他首次提出设立中医学院及中医大学的议案，被国家采纳。

本书分为萧龙友的学术思想及验案验方、萧龙友的教育思想及其大事记、萧龙友传世诗文书画、萧龙友的养生之道、收藏家萧龙友等五章及附篇，对其医学和儒学成就及其传世作品、宗族人文等,进行了简要评介。萧龙友的学术思想及验案、萧龙友的教育思想及其大事记、萧龙友的养生之道、收藏家萧龙友由萧龙友嫡孙女其学术继承人,北京中医药大学东直门医院博士生导师、首席教授、主任医师肖承悰整理和撰写;"鲁班萧氏人文盛"由肖承悰和三台县博物馆副研究馆员左启先生合写;其余内容由左启先生撰写。限于资料和学识,不当之处在所难免,谨希各位方家不吝指正。

2020年恰逢萧龙友先生诞辰150周年,逝世60周年的日子。萧龙友先生居"北京四大名医"之首,一生坎坷,历经两个世纪。民国时期,毅然弃官行医,践行"不为良相便为良医"的夙愿,在仕与隐之间处之淡然。他医术超群,誉满京城,医德高尚,不囿于门户之见,实为儒医典范,济世仁心、厚德载物之楷模! 先生精湛的医技、高尚的医德值得后人敬仰并继承与发扬。

肖承悰自幼与祖父生活在一起,整整20年耳濡目染,后经祖父指点踏上学习中医之路。中医学是中华文明的瑰宝,是中华文化经世致用之学,几千年来对人类健康做出了巨大的贡献。肖承悰已年逾八十,50余年不离临床,作为一名地道的老中医,仍感责任重大。纪念先辈,学习萧龙友先生高尚的医学品德、深厚的国学底蕴,传承他的医德医技是后辈们当之无愧的责任和执着的追求。

作者
2019年5月

前言

　　省级历史文化名城——四川三台,拥有多张文化名片。其中格外耀眼夺目的一张,乃是一代儒医萧龙友。本书分为萧龙友的学术思想及验案验方、萧龙友的教育思想及其大事记、萧龙友传世诗文书画、萧龙友的养生之道、收藏家萧龙友五章及附篇,对其医学和儒学成就及其传世作品、宗族人文等进行了简要评介。萧龙友的学术思想及验案、萧龙友的教育思想及其大事记、萧龙友的养生之道、收藏家萧龙友由北京中医药大学东直门医院博士生导师肖承悰教授整理和撰写;鲁班萧氏人文盛由肖承悰教授和三台县博物馆副研究馆员左启先生合写;其余内容由左启先生撰写。限于资料和学识,不当之处,谨希方家不吝指正。

作者

2020 年 1 月

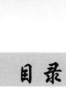

目 录

第一章

萧龙友的学术思想及验案验方

一、学 术 思 想

萧龙友（1870—1960），名方骏，字龙友（以字行，一作
蒬西），别号"息翁""蛰蛰公""蛰老人""息园老人"，新中
国成立后改号为"不息翁"，为萧端澍长子。光绪二十三年
（1897）萧先生以四川省第一名的成绩拔贡，殿试后入京任
八旗教习。1900 年，任山东嘉祥、济阳、巨野、淄川等地知
县。辛亥革命后，1914 年起，由山东都督府奉调入北京，历
任国民政府农商部参事、财政部机要秘书、国务院参事、实
业债券局总办等职。萧先生虽在官场，却从未间断研究医
学，以精通医术著称。他不仅精研中医药经典，而且浏览当
时翻译版的西医书籍，公余之暇经常给人诊治疾病，疗效颇
佳。当时内务部及卫生机关主管部门聘其为中医考试襄校
委员，因此取得了医师资格。萧龙友曾为袁世凯、孙中山、
梁启超、傅增湘等风云人物诊脉看病，被推为近现代"北京
四大名医"之首。新中国成立前先后出任北平国医学院院
长、北京国医学院董事长、北平国医分馆董事。新中国成立
后任原卫生部中医研究院（现中国中医科学院）名誉院长，
中华医学会副会长，中华医学会中西医学术交流委员会副

主任委员,中国科学院生物学地学部学部委员(院士),一、二届全国人大代表,中央文史馆馆员等职。著有《整理中国医药学意见书》《息园医隐记》等。诗、文、书、画兼善,作品传世甚多。《民国人物大辞典》有传。

萧龙友医术精湛,一生从事中医事业,呕心沥血,孜孜不倦,在临床实践中形成了自己独特的学术思想,积累了丰富的临床经验,擅于内科、妇科及小儿疾患,尤其治疗疑难大病疗效甚佳。萧龙友学识渊博,思想深邃,几十年医理与实践潜心研磨之精华,很难以文盖全,只能概略。萧龙友生前因忙于诊务,很少著述,仅著有《现代医案选》及《整理中国医药学意见书》《息园医隐记》《天病论》《细菌论》等文,但未能将其临床经验、学术思想进行系统整理,其侄子、孙女和学生曾在各种医学期刊上发表有关回忆他的文章及其整理后的医案,从中可以了解和探究萧龙友的部分学术思想。

(一)术理并重,重道重术

萧龙友重视中医理论,主张医术、医道并重,由术入道。在其《医范十条》中曾论及医道与医术:"中国之医,有道有术。黄帝岐伯之问答,道与术并论者也……《内经》多论道之言,为气化之学所从由,故汉以前之医大都皆能由术入道,即庄子所谓技而近乎道者也。"萧龙友还告诉我们,中医贵在"活",如果离开气化阴阳,就谈不上什么"活"。最忌"呆",他说"呆板"是学不好中医的。萧龙友对"医者,意也"的解释,其一是大学所谓诚其意者,勿自欺也,即学医之要诀;其二是"非徒恃机械之法所能行者",就是活用中医理论,而要灵活运用,就必须全面深刻地领会他主张的"以学稽古,以才御今",体现了他对古今医理的辨证看法,含有古为今用之意。他又说:"泥于古不可言医,囿于今亦不可言医。必先斟酌损益,以求合乎今人之所宜,而后可以愈病。虽非困于学,竭于术者,不能至斯境也。"只有诚其意,困于学,才能精其术,这与《备急千金要方》"大医精诚"的要旨相合,而首先突出"诚"字,是很精辟的。萧龙友经常推荐徐灵胎《慎疾刍言》中的话:"况医之为道,全在自考。如服我之药而病情不减,或反增重,则必深自痛惩,广求必效之法而后已,则学问自能日进。"体现出先生重医德之风范。医德即是医道之体现,作为一名中医师是最重要的,不重医道怎谈医术,道、术并重才是良医。

他对党的团结中西医的政策很是尊重,认为中医学和西医学皆是科学的。他说:"盖彼有彼之科学,我有我之科学,非必如彼而后可言科学也。况古之医本从科学来者乎!"他既反对中西医互相攻讦,亦反对中医妄自菲薄。而且他用药治病,从不拘泥于中医中药。如他曾治好侄子萧琪教授的慢性菌痢,后一直未复发;侄子患白喉经萧龙友治后未见好转,改用血清(抗白喉)治愈,对此他并无不快。对新法接生、预防接种等更表赞同,萧龙友晚年更有中西医结合的思想。1953 年,中华医学会中西医学术交流委员会成立,选举彭泽民为主任委员,萧龙友、傅连暲、孔伯华、施今墨、赵树屏为副主任委员。在"西医怎样读中医书"的座谈会上,萧龙友与袁鹤侪、于道济、龚志贤诸先生共同主讲。他在讲稿中说:"凡治病当先以药物为主。中医所用多系生药,重在性味,与西医不同,要学中医非先读《神农本草经》不可。经之外又非读李时珍之《本草纲目》不可,以此书主义合乎科学,而收辑之药物又多……至于治病之法,中医西医治法虽不同,其愈病则,其调和气血、补虚泻实则无异也。"初学应读之书尚多,如喻嘉言《医门法律》、徐灵胎《慎疾刍言》、陈修园《医学三字经》《伤寒论浅注》及《金匮要略浅注》之类。学者能聆会诸书之后,再读《内》《难》,以求深造。"以后袁鹤侪、于道济、龚志贤诸先生相继发言。工作小组会在1954 年12 月4 日根据上述意见,提出总结性意见:①《伤寒论》《金匮要略》《本草纲目》《黄帝内经》四书为学习中医必修之经典;②四部书应从《伤寒论》学起,或《伤寒论》《本草纲目》同时并进,在学习有困难时,可参看《伤寒释义》《本草问答》等比较浅显的书;③西医读中医书时,应先认真地读,学习其精神实质,不要轻易加以批判。这为以后中医学院和西学中班制定教学计划,提供了重要参考。

形而下谓之器,形而上谓之道。器,成道之根基;道,形器之司南。萧龙友博采众长,始于器而弘于道。行医实践中,萧龙友重医术,也重医理。战乱灾难之年有些医者迫于生计,仅识汤头不谙医道即从医业,鉴于人命之尊,萧龙友作《医范十条》对此予以针砭。其一曰:"以学稽古,以才御今,医者之务也。不明乎此,何以见长沙之所述耶?苟徇俗之所习,囿已之所见,不遵古法,此谓不学无术。不学则失师,无术则非技,以之治病,岂非盲于心者哉!何能稽古?何能御今?吾见其误人而已矣,奚可哉?"萧龙友还曾于其弟子赵树屏所著《肝病论》一书的序中论及道与术的关系:"不观玉函经之言乎,医者意也,既曰意则非徒恃机械之法所能行者矣,况医之原出于至道,而谓手术能尽道之蕴奥者有是理乎,虽然手术亦不可不明也,设遇病有不能攻、不能挞、不能药者,仍非用湔割之术,无以济其穷,神而明之,存乎其人,又未可执一以求耳"。

萧龙友重视中医理论,主张医术、医道并重,精术弘道。在所著《整理中国医学意见书》中曾论及医道与医术:"中国之医,有道有术。黄帝岐伯之问答,合道与术并论者也。其书有《内经》《外经》之别(《外经》名见《汉书·艺文志》),《内经》多论道之言,为气化之学所从由,《外经》言术之用,为解剖之学所由明,故汉以前之医大都皆能由术入道,即庄子所谓技而近乎道者也,如扁鹊、仓公、华佗传中所称治病之法胥本乎此。魏晋以后,《外经》失传,而所传之《内经》又多掺杂秦、汉人论说,黄岐之真学不明,学医者无所适从,乃群尊仲景为医圣,奉其《伤寒》《金匮》之书为不二法门,专以伊尹汤液之法治病,而所谓剖解之术,几无人能道。宋以后医家虽名为笃守《内经》,其实皆以五行生克附会穿凿,空而不实,精而不当,遂成今日之医,而于古人之所谓医道、医术相悖不可以道里计。"萧龙友重道重术之思想由斯可见。

　　萧龙友深明医史，见解深刻。他在为其大弟子赵树屏所著《中国医学史纲要》作序云："史以记言记事也，凡史所记皆易征信，何也？孔子删书，断自唐虞，而医学则肇端于神农黄帝，黄帝以前之书，太史公谓其不雅驯，缙绅先生难言之……秦燔之际，医卜书册，尚存劫余，太易太素之名，得以并传于世，然以今之内经而论，似非太素原文，即以为真，亦只得谓之医学，不得谓之医史也，厥后虽有史传诸作，均与史例不合，惟明代李川父医史十卷，中有张机、王冰等补传，饶具史载，而四库提要斥其冗杂特甚，盖以所收不尽可信故也。他如王宏翰之古今医史，程云鹏之医人传等，虽有其书，更与史例无关，不足取矣。窃谓医通于道，而道非学不明，独惜医学之传，或托之上古，或托之神仙，系统不明，无从考信，为之史者，倘不明其传授渊源，何以知人论世。例如黄帝时代，六相皆以医兼史，凡百政教悉统于医，故医之历史，此际最为光荣，而典章无可考，自医与史分之后，政教并为史家所专，而医则降为方技矣，虽然降自降，而历代设官论政，亦未尝不以医为要也。故欲治医学史，必先将历代典章学术，搜讨无遗，然后可以言史，否则医自医、学自学、史自史耳，何益之有哉？曩余有志于此，因方之史例，多有未合，深惧言之不文，行之不远，未敢冒昧。拟仿汉学师承记，作医学师承记，仿传经表，作传医表，期于学术之统系，有所折中而征信焉。人事纷呈，迄未有成，至今耿耿。顷树屏仁弟，持所作《中国医学史纲要》见示，曰'此为教课计也'。余浏览一过，见其所采之书，上自皇古，下及近世，于历代医制之变迁，医学之授受，皆有至当之论列，与鄙意隐相合。较李川父、王宏翰诸人之书，博而能约，信而有征，询佳制也。……"可以看出他对医史的理解富于哲理，可见其学问之深。他称弟子赵树屏为仁弟，又体现了他做人的谦逊仁爱，以及与弟子的忘年交之情。

　　萧龙友还曾撰文以释医字："诸生有志学医，读书必先识字，兹将医字意义解释于后。殹（医之本字），从医，读若计矢箙也，从殳，兵器也，《说文》：殹恶姿也，如病人之姿也，既病其姿自恶，故以为训。又作毉,治人之病,始于先巫,故毉字又从巫,巫者工也,以人治人之工也。又作醫,古人以药治病,多用酒和,故醫字又从酉,酉者酒也,内经有鸡矢醴一方,即为用酒和药之征。《金匮玉函经》曰:医者意也(言以己之意揣度病人之意,而为之治疗也,此又后起之解说,非本意也)。上古之人,茹毛饮血,穴居野处,无宫室栖身,无衣服被体,睢睢盱盱,浑浑噩噩,禀赋既厚,嗜欲亦无,日作夜息,自生自养,虽有风寒暑湿不能侵,即由少壮至老死亦不觉。伏羲氏作卦,以明天地之阴阳,始知有风寒暑湿之淫气。神农氏作,教民谷合以明人生之阴阳,始知有疾病疴痒之病情。黄帝氏作,乃与岐伯等研究治人之良法,而医学乃大备(神农教稼所尝者谷合也,因尝谷合而知毒草,故曰尝草)。又黄帝之时,治病虽知有六淫之病,而无法明治,厥后见矢之中人,殳伤人有中于皮肉者,有伤于脏腑者,因治兵器之伤,而悟六淫之伤人亦如此,于此乃精研治法,分别三阴三阳,配合五行,以救人之疾苦,传之至今而不变(此说出自《扁鹊外经》,惟此卷不传,无从考究)。又说人病痛苦,其状不能容,故借矢之中人,殳之伤为以形容之,所以人之患病曰中风、中寒、中暑、伤风、伤寒、伤暑,此造字之大意也。"以上虽系一字之解释,已可见萧龙友先生训诂之精、医道造诣之深。

(二) 天人合一,治病从本

萧龙友重视治病求本之念,他的脉案上常有"法当从本治"及"仍当从本治"的记载。这里所言之"本",拟指"气化阴阳"。何为"气化阴阳"?萧龙友先生在病逝前卧榻完成的《天病论》一文中写道:"天,空气也,人在空气中,故曰天人一气。中医专讲气化,学其因由,此盖人之有病,皆由天气传染而来。凡四时不正之气,皆如春行秋令,夏行冬令,应热不热,应寒不寒。一般感冒,往往尽人而有,就此等传染普遍而轻,不似疫疠之重,而易伤人也。故当瘟疫流行之时,每在兵燹、水旱、大灾之后,皆天先病而后传人。天为病之源,随空气而来,或传数十里,或传数百里千里不等。谁为之传,乃风也,故风为百病之长。西医治疗不讲气化,但凭人身部位之痛痒而论,则失气化之本矣……"萧龙友以天人相应之理,以疫疠伤人之例,层层论证了中医诊病优势必以求本为旨。

萧龙友诊治疾病,非常重视"标本"。他曾说过:"治病必求其本是根本的,根本就是气化阴阳。在诊断上知其何者为本,则何者为标,自然不言;而急则治其标,缓则治其本是言治法。"《素问·至真要大论篇》曰:"病反其本,得标之病;治反其本,得标之方。"此与上论不谋而合,足见萧龙友在经典理论上,不援引其词,但深谙其理。

萧龙友一般组方的主张是辨病立方,辨证施药。他认为,辨清病以后,立法选方是针对其病,而方中药物的加减则是针对具体的证候。正如徐灵胎所说:辨病立方而无加减是有方而无药;堆砌药物,合而成方,全无方法主次,是有药无方。喻嘉言《医门法律》:"约方,犹约囊也,囊满弗约,则输泄。方成弗约,则神与弗居。"又曰:"业医者当约治病之方,而约之以求精也。《易》曰:精义入神,以致用也。不得其精,焉能入神? 有方无约,即无神也,故曰神与弗居。"萧龙友的处方中只有十来味药,很少超过二十味。其弟患胸膜炎、胸腔积液,请问萧龙友当用何方? 他即指出病属悬饮,当用十枣汤,如有肋痛症,可加川芎、川楝之类。问十枣的用意,他说,大枣大小很不相同,如山东乐陵枣小而甜,河南大枣则大,十个就 30~60g 了。经方一般用的大枣不过 3 枚。此方大枣分量较重,意在固脾,防逐水太过。

萧龙友治病各种中药剂型都用,不限于煎剂。如外伤瘀血,常用《良方集腋》的七厘散,用黄酒服用加外敷患处。他主张组方首在立法,法者不定之方,方者一定之法。同一法可从不同方剂中任选应用,或自组成方;但方剂组成之后,必有一定之法方可。萧龙友推崇《伤寒论》《金匮要略》,但主张要学其法。他说:"以镜鉴人,不如以人鉴人。盖镜中影,只自知无可比,而不如书中影,则使万世之人皆知也。伤寒诸书,仲景之影也。以之作鉴,则离神而取影,鉴中之影,皆非真影矣。学医者其鉴诸。"喻昌在其《尚论篇》中说:"举三百九十七法,隶于大纲之下,然后仲景之书,始为全书。无论法之中更有法,即方之中,亦更有法。"喻氏以法概伤寒,萧龙友则推之及他病,可谓善学者。他不主张拘泥古方,认为墨守成方,总有一定的局限性。他推崇张元素"运气不齐,古今异轨,古方新病,不相能也"之论。他在用药处方上注重脾胃,但又与东垣的专主温补不同;看其处方,用药的轻灵,又吸收了温病学派的长处。他对于运气学说,也认为不可拘泥。陈修园《医学实在易》引张飞畴"运气不足凭"说:"谚云:不读五运六气,检遍方书何济。所以,稍涉医理者,动以司运为务。曷知'天元纪'等篇,本非《素问》原文。王氏取'阴阳大论'补入经中,后世以为古圣格言,孰敢非之,其实无关于医道也。况论中明言,时有常位,而气无必然。犹谆谆详论者,不过穷究其理而已。纵使胜复有常,而政分南北。四方有高下之殊,四序有四时之化。百步之内,晴雨不同;千里之外,寒暄各异。岂可以一定之法而测非常之变耶? 若熟之以资顾问则可,苟奉为治病之法,则执一不通矣。"萧龙友生前,从不侈谈运气,认为张飞畴的话"很通达"。

萧龙友颇重视季节用药。如暑天家中常备六一散,若有伤暑迹象,或头晕,或不汗出,用之颇效。若见心烦欲呕,常加藿香叶,开水冲泡待凉饮,沁浸心脾;小便黄加鲜荷叶。萧龙友说山东的滑石好,色青白,称桂府滑石,那时北京小学生练刻图章亦用之。查张元素《医学启源》益元散项下:"桂府滑石二两(60g)烧红,甘草一两(30g)。右为极细末,每服三钱(9g)。蜜少许,温水调下,无蜜亦得。或饮冷者,新水亦得。或发汗,煎葱白豆豉汤调,无时服。"此滑石与甘草的比例为二比一,而非六一之比。六一散又名益元散、天水散、太白散,刘河间《伤寒直格》言其"通治表里上下诸病,解中暑、伤寒、疫疠、饥饱劳损"。查《本草纲目》:"滑石,广之桂林各邑及瑶峒中皆出之,即古之始安也。白黑二种,功皆相似。山东蓬莱县桂府村所出者亦佳,故医方有桂府滑石,与桂林者同称也。"北京用者,色青白,系白滑石,或即《本草纲目》所说蓬莱所产者。

萧龙友对风寒感冒喜用苏叶、葱白、豆豉（葱，山东者佳；豆豉，四川者佳）之类。检阅徐灵胎《医学源流论》卷下："不能知医之高下，药之当否，不敢以身尝试，则莫若择平易轻浅，有益无损之方，以各酌用，小误亦无害，对病有奇功，此则不止于中医（指中等的医生）矣。如偶感风寒，则用葱白苏汤取微汗；偶伤饮食，则用山楂、麦芽等汤消食；偶感暑气，则用六一散广藿香汤清暑；偶伤风热，则用灯心竹叶汤清火；偶患腹泻，则用陈茶佛手汤和肠胃。"萧龙友或受其影响，其北京家中经常备有炒黄黑的糊米，供小儿伤食时饮用。成人腹胀，常用砂仁一粒，以针穿其孔中，在火上烧焦，取下，纸包捻碎，去纸嚼服，甚效。又疰夏不思食，用荷叶粥（鲜荷叶去梗，洗净，待米烧半熟，即置荷叶于其上，再煮，熟后粥色青绿清香）宽中解暑，妙用非常。考《本草纲目》，"粥"专列一项，计有 44 种。盖粥能畅胃气、生津液，推陈致新，利膈益胃（如薏苡仁粥除湿热，利肠胃；莲子粉粥健脾胃，止泻痢；薯蓣粥，补肾精，固肾气；等等），但有荷叶烧饭而无荷叶粥。李东垣师承洁古在仲景枳术汤的基础上创制枳术丸，用荷叶裹烧饭为丸。他说："盖荷之为物，色青中空，象乎震卦风木，在人为足少阳同手少阳三焦，为生化万物之根蒂，因此物以成其化，胃气何由不升乎。"《温病条辨》"清络饮"中有荷叶。萧龙友对小儿脾虚疳积，食少、消瘦、易汗出，亦常用薏苡仁、山药、大枣煮大米粥治之；对老年人则常用莲子、芡实煮粥，以固肾。他说药补不如食补，寓药于食，可谓善补。另外，他家中亦备有夏天用的露，如银花露、生地露、玄参露等。小儿慢性腹泻，用暖脐膏贴脐部。总之，因病情不同而采用相应的剂型。

萧龙友常说，凡中病而效者即为秘方。萧龙友在为钱今阳先生《中国儿科学》作序时谈蒿虫散最为详细。序中有曰："龙友昔年治病，对于儿科亦颇重视，医乳孩之病，仅以一方普治之，无不奏效，从未出错，其方即所谓蒿虫散是也。"

萧龙友注重预防，说过早在《易经》中已有预防思想（查《周易·下经》："君子以思患而预防之。"）。他常说："若要小儿安，须得三分饥与寒。"又说小儿之疾,常是痰热作祟;小儿停食常见,防止过饱很是重要。一般人皆知防小儿受凉,因之穿着过厚。而小儿喜动,汗出之后脱衣更易受凉。且穿着愈厚,反而愈不胜风寒,全无抗力,动辄伤风感冒。徐灵胎曾云"小儿之疾,热与痰二端而已",与萧龙友所谈颇近。

萧龙友用药很慎重,屡屡劝诫学生们要深知药性,不得冒昧。对于㕮咀(古以咀嚼代切药之法),萧龙友从另一角度说:"临症则自为㕮咀配合,故万无一失。"对一般咳嗽属风火者,他从不应用酸收的五味子之类。他说古方小青龙治寒嗽,五味子与姜并用,一收一散,互相配合,岂可用于风火之嗽。他常以《世医得效方》中"用药如用刑,一有所误,人命系焉"的话教导要后辈谨慎用药,体现了他对生命的珍视。

(三)辨证施治,用药精益

萧龙友不但重医理,也重药学,认为医药不能相分,医药并用,知医明药,方为良医。他说:"凡治病当先以药物为主,中医所用多系生药,重在性味,与西医不同,要求中医非先读《神农本草经》不可。经之外又非读《本草纲目》不可,以此书立义,合乎科学,而收辑之药物又多……"故他在本草之学用功甚深。他曾在《中国药学大辞典》(世界书局出版)序中写道:"中国药学,创自神农,夫人而知之矣。然自三代以来,所传之书,又神农本草三卷,识者以为战国时人所辑,非神农时口授之原也。秦又以后,发明本草之家,不下数百,但可取者,亦甚寥廖,以余眼而论,蔡邕、陶弘景两书外,最古之本草,莫如唐卷子抄本,其书朱墨并行,寺编最精,湘潭王壬秋先生曾论定之,惜其书仅有说而无图,名以苏恭图经本为有据,下此则苏颂嘉祐图经,及曹效忠校正之经史证类本草,陈承补注图经而已。明代李时珍《本草纲目》,虽较诸本加多,而图亦备,第多以意为主,与药物本质不合,且无颜色分别,读者憾焉。清内府有写本新本草,与《(本草)纲目》相似,最动目者，为药特图考，皆依类傅色，灿然可观，此书为厂肆一古董商所得，江安傅沅叔先生（即傅增湘，北洋政府教育总长，与萧龙友为挚友，他们每周见面一次）见之，曾劝其影印，以供医林研究，卒未果，此最为余所心仪者也。"不但论述了他的观点，也为后人对中药本草的历史研究提供了线索。由此还可见先生虽忙于临床治病，其余时对文物之收藏、古籍之研读，亦是情有独钟。

治小儿疾患秘方"蒿虫散"为萧龙友古方今用之显耀例证。1956 年上海《新中医药杂志》6 月号封底曾影刊先生致钱今阳先生函所提出的小儿科验方"蒿虫散"，他在为钱今阳先生《中国儿科学》作序时谈此方最为详细："……医乳孩之病，仅以一方普治之，无不奏效，从未出错，其方即所谓蒿虫散是也。方载《本草纲目》虫部之青蒿蠹虫项下。其词曰'一捧朱砂一捧雪，其功全在青蒿节（虫生在蒿之节）；纵教死去也还魂，妙用不离亲娘血（即乳汁也）'。旧法系用青蒿虫 7 条，朱砂、轻粉各 1 分，同研成末，用末擦在乳头上，与儿服。如婴儿初吃乳时，即与之服，将来出痘麻也稀少，或可以不出，而胎毒自解，真是儿科圣药。即不吃乳之儿有病，亦可用少许冲白糖水服，胜服一切儿科药也。此萧龙友数十年之秘方，特为抄出，拟请附于大著《中国儿科学》之后。"《本草纲目》青蒿蠹虫项下："[集解]时珍曰：此青蒿节间虫也，状如小蚕，久亦成蛾。[气味]缺；[主治]急慢惊风。用虫捣和朱砂贡粉各五分（1.5g），丸粟粒大，一岁一丸。乳汁服。"原方仅蒿虫、朱砂、轻粉三味药，因轻粉微猛有毒，萧龙友于原方略行加减：活蒿虫 7 条，明片砂 1 分，轻粉 5 厘，朱砂粉 5 厘。上四味共重约二分五厘，为一料。经年主治小儿急慢惊风、风疹、湿疹、春秋温病、消化不良等疾患，屡验不已。如在小儿初病、体温稍高时即予服，还可起到预防惊风抽搐的作用。萧龙友运用蒿虫散不在于治惊风，而用于防痘麻。他家里数十口人，从未患天花，出水痘、麻疹亦轻，与用蒿虫散不无关系。充分体现他治病且防病的思想。

萧龙友临床也注意小方小药之运用，如夏季令人常服六一散加鲜藿香叶泡水代茶饮,预防并治疗中暑。馒头炒黑、米饭炒煳煎汤服之治疗停食腹痛、消化不良。萧龙友研制的小验方"佛金散"(炒鸡内金、佛手片等量共研细末,每于饭后服一小匙)治疗胃脘痛及消化不良颇有良效,至今仍被余屡用于调治月经病兼肝胃不和诸证中,验效频频。萧龙友治喘秘方"金瓜膏",制作简易,曾流传于民间,病家服用,效验神奇。他用药不拘于剂型,不限于单一煎剂。

萧龙友治病不求文案浮华,如其朴实厚道做人一样,但求于人有益。他不弃土法土方,甚至食疗之方也常用于临床,如桑寄生煮鸡蛋用以安胎;贝母蒸梨用以治疗咳嗽;蒸山药及蒸胡萝卜健脾补血治疗产后伤血;芡实米、薏米煮粥用以补脾止泻;母鸡去膛中杂物洗净,纳入当归、川芎、黄芪蒸用以催生及产后补益气血。萧龙友辨治风寒感冒时喜用苏叶、葱白、豆豉(葱,山东者佳;豆豉,四川者佳)之类。成人腹胀,则取砂仁一粒,以针穿其孔中,在火上烧焦,取下砂仁,捻碎嚼服,很有疗效。如果痘夏时节食欲不佳,用荷叶粥(鲜荷叶去梗,洗净,待米烧半熟,即置荷叶于其上,再煮,熟后粥色青绿清香)宽中解暑,使食欲渐增。萧龙友说:"盖荷之为物,色青中空,象乎震卦风木,在人为足少阳胆同手少阳三焦,为生化万物之根蒂,因此物以成其化,胃气何由不升乎。"萧龙友对小儿脾虚疳积,食少、消瘦、易汗出,亦常用薏米、山药、大枣煮大米粥治之。对老年人则常用莲子、芡实煮粥,以固其肾气。他说药补不如食补,寓药于食,可谓善补。

萧龙友用药精良,平正清灵,处方多十味上下,很少超过二十味。非常重视炮制,在其处方中常见有酒炒延胡索、醋香附、盐吴茱萸、盐泽泻、盐杜仲、盐炒元参心、盐炒槟榔、土炒杭芍、土炒白术、泔浸于潜术、麸炒枳实、土炒何首乌、连水炒川朴等,均按药物归经炮制,可见其用药之讲究、用心。萧龙友用药还注意道地药材。如秦艽,尽用陕西、甘肃等地之材,处方标名西秦艽;防风处方西防风,指产自山西等地;滑石属山东产的为好,色青白,称桂府滑石;石决明有七孔、九孔之分,他在处方时也加以注明。他对药物采摘时间也很注意,如桑叶下霜后较肥厚,故处方时常用霜桑叶。对入药部分,也分得仔细,如薄荷梗不如叶发散力强,却具有理气通络的作用,用时也加以说明。厚朴理气药,治偏热、偏寒,而有连水炒川朴与姜川朴等的不同。萧龙友还擅长应用鲜药,根据不同季节、不同证候常在处方中投入下列鲜药:生梨皮一具,鲜荷叶一角,鲜荷梗一尺。其他如鲜藿香、鲜佩兰、鲜薄荷、鲜芦根、鲜茅根、鲜藕节、鲜生地、鲜石斛、生荸荠等,取其有生发之气耳。萧龙友常善用水果类为药引,如秋天燥气咳嗽,用秋梨皮一具为引。生荸荠能消积利膈,开胃下食,在荸荠上市时,萧龙友常告知家人买给小孩食用。在鲜百合上市时,常用冰糖煮用以润肺宽中,治阴虚久嗽。

萧龙友用人参非常慎重。他处方时第一味常用沙参,处方用名为南沙参、北沙参、空沙参,有时南北沙参同用。徐灵胎在《神农本草经百种录》中说:"沙参味微寒,主血积(肺气上逆之血)、惊气(心火犯肺)、除寒热(肺气失调之寒热)、补中(肺主气,肺气和则气充而三焦实也)、益肺气(色白体轻,故入肺也)、久服利人(肺气清和之效)。"又说:"肺主气,故肺气之药气胜者为多。但气胜之品,必偏于燥。而能滋肺者,又腻滞而不清虚。惟沙参为肺气分中理血之药,色白体轻,疏通而不燥,润泽而不滞。血阻于肺者,非此不能清也。"徐灵胎对沙参评价之高有如此。萧龙友推崇徐氏,或受其影响。萧龙友对山东名医黄元御亦颇推崇。黄氏《玉楸药解》中论沙参:"补肺中清气,退头上郁火,而无寒中败土之弊,但情性轻缓,宜多用乃效。山东辽东者佳,坚脆洁白,迥异他产。"考南沙参肥大而松,特别是浙江一带所产,萧龙友用空沙参(系指南沙参)。山东沙参,全省各地皆产,胶东的好,与其土质是有关系的。萧龙友在沙参用量上,一般用12g,有时用至24g。他认为南沙参祛痰作用较强,北沙参养阴作用较著。

有患者患胸痹心痛症,常摇头,有风木肝象,萧龙友嘱用人参汤泡玫瑰花代茶频服。玫瑰选用含苞未放者,七至十朵即可。玫瑰行血活血，疏肝止痛，与人参血一气搭配得当，用后效果很好。考玫瑰花药，《本草纲目》未载。《本草纲目拾遗·花部》："玫瑰花有紫白两种，紫者入血分，白者入气分，茎有刺，叶如月季而多锯齿，高者三四尺，其花色紫，入药用花瓣，勿见火。"又引《百草镜》云："玫瑰花立夏前采含苞未放者，阴干用，忌见火。"关于性味《本草纲目拾遗》载："气香性温，味甘微苦，入脾肝经，和血行血，理气治风痹。"又引《药性考》云："玫瑰性温，行血破积，损伤瘀痛，浸酒饮宜。"又关于其活血化瘀引《少林拳经》："玫瑰花能治跌打损伤。"又引《救生苦海》治吐血用"玫瑰膏"。萧龙友主张与古为新。说："吾人当药物既备之时，如不能随时化裁，与古为新，是仍未会古人制方之意。"萧龙友用玫瑰花即是一例。

对于一些罕见药材萧龙友也有尝试。萧龙友为《中国药学大辞典》(世界书局版)作的序文中提到马宝等，皆值得认真研究。马宝是马胃肠道中所生的结石，具有镇惊化痰、清热解毒之功效。萧龙友在《中国药学大辞典》序文中说："马宝物，最能开痰降逆。第一能治虚呃，而于狂痫各病，尤为要药，纲目不收。"查《本草纲目》确无马宝之名，而有"鲊答"。〔集解〕时珍曰："鲊答，生走兽及牛马诸畜肝胆之间，有肉囊裹之，多至升许，大者如鸡子，小者如粟如榛，其状白色，似石非石，似骨非骨，打破重叠。"查《本草纲目》鲊答前有牛黄，后有狗宝。鲊答是蒙古族祷雨石子以及牛黄狗宝等的总称。而马宝一名，始见于《饮片新参》。江苏新医学院(现南京医科大学)编《中药大辞典》载："马宝异名鲊答。"把马宝与鲊答等同起来，似不够妥当。关于马宝的性味，《中药志》载"甘咸微苦凉"；《四川中药志》载"性凉味咸微苦，有小毒"，"入心、肝二经"。关于其功用主治，《饮片新参》载"清肝脑，化热痰，治痉痫，止吐衄"；《现代实用中药》载"对于神经性失眠、癫病、痉挛性咳嗽等症有效，并能解毒，治痘疮危症"。萧龙友用马宝突出其开痰，降逆，治虚呃。其侄儿萧琪于20世纪50年代用中西医结合治疗一例小儿嗜酸粒细胞增多性哮喘，即用马宝合猴枣

（猴科动物内脏中的结石）抢救，使其转危为安。

（四）临证详审，最重问诊

萧龙友重辨证论治，主张四诊合参。他在新刻《三指禅》序中曾云："中医治病以望闻问切为四要诀。望者，察病人之色也；闻者，听病人之声也；问者，究病人致病之因也；三者既得，然后以脉定之，故曰切。切者，合也。诊其脉之浮沉迟数，合于所望、所闻、所问之病情否？如其合也，则从证从脉两无疑义，以之立方选药，未有不丝丝入扣者。否则舍脉从证，或舍证从脉，临时斟酌，煞费匠心矣。"他尤其反对以切脉故弄玄虚者。他说："切脉乃诊断方法之一，若舍其他法而不顾，一凭于脉，或仗切脉为欺人之计，皆为识者所不取。"

在四诊当中，萧龙友认为问诊最为重要。他说："余于医道并无发明，仍用四诊之法以治群病，无论男女老幼皆然。至眼如何望，耳鼻如何闻，指如何切，依据病情结合理性、感性而做判断。辨人皮肉之色，闻人口鼻之气与声，切人左右手之脉，以别其异同。但此三项皆属于医之一方面，惟问乃能关于病人，故余诊病，问最留意。反复询究，每能使病者尽吐其情。盖五方之风气不同，天之寒暑湿燥不定，地之肥瘠高下燥湿有别，禀赋强弱习惯各殊，而病之新旧浅深隐显变化，又各一状。例如南人初来北方，一时水土不服，倘若患病仍当照南方治法，胃部方能受而转输各脏腑而不致有害。北人移到南方者治亦然。但病同状异者多，自非仍详问，不能是其致病之由。而于妇女幼孩之病，尤加慎焉。故有二三次方即愈者，亦有用膏、丹、丸、散常服而愈者，误治尚少。"萧龙友临诊时，专心致志，全神贯注，问诊非常仔细，不仅详问患者之主症、兼症，局部变化及全身情况，而且患者禀赋强弱、习惯性情、籍贯嗜好等均问及，以洞察患者所病新旧浅深隐显变化，再参照望、闻、切做出正确诊断，故奏效者甚多，误治者甚少。

（五）立法灵活，知常达变

萧龙友治病深明立法原则，知常达变。主张老少治法不同，但又顾及同中有异，异中有同。他说："三春草旱，得雨即荣；残腊枯枝，虽灌而弗泽。故对象不同即须做不同之措施，然又须顾及同中有异，异中有同。"他对医老年病常做比喻云："衣料之质地原坚，惜用之太久，虽用者加倍爱护，终以久经风日，饱历雪霜，其脆朽也必然。若仅见其表面之污垢，而忘其穿着之太久，仍以碱水浸之，木板搓之，未有不立时破碎者。若仔细周密，以清水小掇轻浣，宿垢虽不必尽去，但晾干之后，能使人有出新之感。由此可更使其寿命增长，其质地非惟无损，且益加坚。"故临床每遇老年病，多不加攻伐，避免汗、吐、下，注重调理清养，且处方时往往使用一二鲜品，盖取其有生发之气，立意独特，效果甚佳。

萧龙友立法不拘一格，准确灵活。调理虚证，多采用育阴培本之法，然亦择其可育可培者施之，云："欲投育阴培本之剂，必先观其条件如何，设病宜投而有一二征象不便投，又必须先除其障碍，或为其创造条件，若果时不我与，则于育阴培本之中，酌加芳香化中之药，如陈皮、郁金、枳壳、沉香、焦神曲、鸡内金等。"

萧龙友主张治虚损防其过中，治痨除着眼于肺肾外，更重于脾。萧龙友说："得谷者昌，若致土败，虽卢扁复生，亦难为力矣。"他遵循"过中者不治"之古训。故补脾则投党参、白术、山药、莲肉；运中则投扁豆、薏米；纳谷不甘则投谷麦芽。其中须酸甘益胃者则投石斛、麦冬、金樱子等。

萧龙友治疗妇科病有丰富经验，推崇《黄帝内经》对妇人有余于气不足于血的认识，故对妇女病特别注重五志七情，处方中多加入合欢花、橘络等，调情志疏郁结。忧思过甚者，则投香附，善恐易惊者，则使用镇定之剂，如磁石、茯神等。临床实践中，他重视妇女患者，每每遇之，强调护本，勿妄加攻伐。在治疗妇科病时，既辨证准确，又顾及妇人之患病特点,故而临床效果显著。

萧龙友组方主张辨病立方,辨证施药。他认为要先辨清病,立法选方是针对其病,而方中药物的加减则是针对具体的证候,灵活施药。正如徐灵胎所说,辨病立方而无加减是"有方而无药";堆砌药物,合而成方,全无方法主次,是"有药无方"。

萧龙友注重预防。有关预防思想,早在《周易·下经》中就提出:"君子以思患而预防之。"

(六) 摒弃隅见,融汇中西

中医学自金元之后即分派别,各家所持观点不同,门派之别对后世也有影响。萧龙友从医不泥古,不菲今,斟酌损益,以求合乎今人之所宜,而后可以愈病。主张消除门户之见,取彼之长,补己之短。他在《医范十条》中曾论及今与古的辨证关系:"以今眼视古术,犹登塔楼而望泰岱,其高难跻;以古眼视今术,犹对明镜而察妍媸,其蔽立见,故泥于古不可言医,囿于今亦不可言医,必也斟酌损益以求合乎今人之所宜,而后可以愈病,虽非困于学、竭于术者不能至斯境也。"他说:"有谓我之医学近黄坤载一派,其实我毫无所谓派,不过与傅青主、陈修园、徐灵胎诸人略为心折而已。"他在健康报载《中医学院成立感言》一文中也说:"已往中医传授,门户之见较重,且多故步自封,所以近百年来进步较缓。现在中医学院的教学,必须打破门户之见,急起直追,赶上世界先进医学的水平,加强理论实践相联系,进一步发扬中医学,以供世界同用,而成为世界的新医学。"萧龙友的观点体现在他的行动当中,他虽德高望重,医术高明,但虚心诚恳,尊重同道。他与孔伯华先生最为志同道合,二老推心置腹,经常交流学术思想,尽管他们临床上各有特点,但从不自以为是,常常一起合诊,以治病救人为己任。萧龙友博采众医之长,家人生病也不包揽。其夫人患病,常请徐右丞中医师诊治,徐先生年长萧龙友几岁,腿部有疾,行走不便,每次来诊,萧龙友均令家人用木椅将其抬至屋中,亲自接待。

余曾患肺炎,萧龙友让家人请来善治时令病的坐堂中医王仲华医师诊治,每次王大夫来诊时,萧龙友总是与他谦诚交流,并对其治疗予以充分肯定。萧龙友对蒲辅周先生也很赞赏,我姐姐的风湿性心脏病及头痛病即在蒲老的治疗后得到好转。

北京已故毫发金针专家孙祥龄,乃经萧龙友推举而名。在平日交谈中,他发现孙先生医理高明,颇可信赖,故出诊时需用针者,均请孙先生陪同前往。亦为其推荐患者,传授其脉学。孙先生能成为针灸名师,且临床非常注重诊脉,脉理颇精,这与萧龙友的帮助是分不开的。

有一次,家住天津的许宝骙的家人产后虚弱,请天津名医张介眉、苏州籍名医徐绍裘都来看过,均未见效,经别人推荐,从北京萧龙友先生出诊。过去名医看病,如果其他医生已经看过,便要把过去的处方看一看,以便参考。萧龙友先生诊过脉,看了张介眉的方子,便在方子上批道:"介眉,吾师也。"充分地表达了他对同道的尊重及他为人谦虚的美德。

萧龙友不仅尊重中医同道,也不排斥西医,倡导中西医结合。从19世纪末开始,一些欧美国家的教会、传教士和医师相继在北京开设医院、医学院。1906年,英美的六家教会在北京合办协和医学堂。1914年美国洛克菲勒基金会专门设立了中华医学基金会,创立了协和医学院,目标在于培养一流的医学人才,下设直属医院,临床各科齐全,各学科的教授、副教授和讲师同时兼任各临床科室医师,医院仪器设备都很先进。继协和医学院附属医院之后,道济医院(现北京市第六医院)、同仁医院(由美国的美以美教会于1886年创办)、德国医院(现名北京医院)、法国医院及东亚医院(由日本人开办,后来改为北平市第三医院小儿科)等多家外国医院先后建立起来。

北京城内第一家由中国人自己创办的现代医院是中央医院,位于阜成门内大街北侧,由伍连德(公共卫生学家,我国检疫、防疫事业的先驱,1910年末东北肺鼠疫大流行在他的领导下得到了控制)

等人于 1918 年集资兴建。医院为西洋建筑,主楼四层,设有十几个科室,开院时有病床 150 张。新中国成立后更名为中央人民医院(现北京大学人民医院)。

面对西医的兴起,萧龙友并没有排斥,他始终对中医有信心。他认为中医学和西医学皆是科学,同为治病救人之道,相信中医西医可以相互取长补短。他既反对中西医互相攻击,亦反对中医妄自菲薄。对于侄子萧珙学习西医及后来参加西学中班,萧龙友很是赞赏。在家中用药治病,萧龙友从不拘泥于中医中药。他曾用中药治愈萧珙的慢性菌痢,而后来萧珙患白喉,经中药治后未见好转,改用抗白喉血清治愈,萧龙友也很高兴。萧龙友认为,新法接生大大降低了生产时的危险,他亦表示赞同。同时他也提倡预防接种。他在《整理中国医药学意见书》中说:"盖彼有彼之科学,我有我之科学,非必如彼而后可言科学也。况古之医本从科学来者乎!"在所作七律中有"医判中西徒有名,天公都是为民生"的诗句。他强调:"医药为救人而设,本无中西之分,研此道者,不可为古人囿,不可为今人欺,或道或术,当求其本以定……"他提倡中医同道要互相会诊同治。饶夫人患病,既请中医师为之医疗,也常请著名西医方石珊医师(新中国成立前耆善医院院长)会诊,服用西药。余幼时患白喉,经请中、西医多位大夫会诊,最后住中央人民医院(现北京大学人民医院),由著名耳鼻喉专家张庆松西医师行气管切开术直接上导痰机导痰而挽救了生命。他从不保守,以珍重生命为第一。

萧龙友从年轻时代就读西医书籍,晚年患病都是请钟惠澜医师(原中央人民医院院长、著名内科及黑热病专家,中国科学院生物学地学部学部委员)诊治。钟惠澜先生从他的治疗到住院病房、伙食等倍为关怀。中国工程院院士、著名内科专家翁心植先生也常来查房,嘘寒问暖。他们互相尊重,常促膝谈心,各抒己见。萧龙友住院期间既服从院方西药治疗,也请著名中医专家秦伯未、章次公来院会诊,可谓在中西医会诊方面以身示范。后来萧龙友生病一直住中央人民医院第 9 病房,直至病逝。住院期间钟先生对他关怀备至,精心治疗。现仍留有当时《人民画报》记者采访萧龙友时为他与钟院长所拍合影,刊登于 1955 年 3 月号《人民画报》,显示了二老亲密无间的情谊。萧龙友时任中央人民医院中医顾问,当时中医科徐衡之主任也经常来到病房与之交流探讨学术与治病心得。

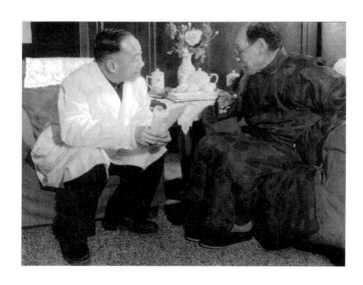

钟先生是著名的西医专家又是院长,而他却手拿线装中医书与萧龙友商讨。这是老一辈中医、西医团结的写照,是我们后世学习的楷模。

晚年,萧龙友虽已执京城中医界之牛角,但思想常新,从不循规蹈矩。他力倡中西医结合,所撰《整理中国医学意见书》中云:"今者西学东渐,趋重科学,其术虽未必尽合乎道,而器具之完备,药物之精良,手术之灵巧,实有足称者。今欲提倡国医,如仅从物质文明与之争衡,势必不能相敌。而所谓中医之精粹能亘数千年而不败者,其故安在? 必当就古书中过细搜讨,求其实际,列为科学,而后可以自存……总之医药为救人而设,本无中西之分,研此道者,不可为古人愚,不可为今人欺,或道或术,当求其本以定,一是不可舍己芸人,亦不可非人是我。""至于治病之法,中西医虽不同,其愈病则一。"又说:"医无中西,同一救人,不过方法不同耳……医学关国家兴废存亡,非同小可,吾敢断言,纯用西法,未必能保种强国。如提倡中西并用或有振兴之日。"充分说明中西医结合是他的理想。新中国成立前,中医倍受歧视,中医大夫无资格进出医院。当时北京德国医院(现北京医院)的德国医师狄博尔因闻萧龙友大名,屡次约他会诊,所会诊者多患疑难病,如子宫瘤、流行性乙型脑炎(通称大脑炎)、黑热病等,常常被萧龙友单用中医药治愈,使德国医师大为惊叹,并从此允许萧龙友进出北京德国医院,患者也可尽择其诊治。萧龙友声望由此与日俱增。萧龙友以高超的医术,开创了当时中医师进入西医院用中药治病的先例,也开创了中西医结合治疗疑难病的先河。

二、验 案

萧龙友医理深厚,一生致力临床,积累了丰富的临床经验,尤强于内科、妇科。理法方药也别具特色,更因治愈不少疑难重病而闻名。但先生一生以医病为重,很少著述,大多病案未能详细记载。现整理个别验案,以窥斑斓。

(一)验案 21 则

1. 杨某,女,30 岁。述月经素不调,或逾期不至,或二三月停闭。此次停经已半年,且伴有咳嗽、吐涎沫多之症状。

萧龙友认为闭经是其病之本,咳嗽乃为病之标,遵调经与治他病相结合之原则,采用标本兼治之法。

南沙参 12g,老苏梗 9g,西防风 9g,苦杏仁(去皮尖)12g,炒栀子 9g,细生地 9g,粉丹皮 9g,苏木 6g,真红花 9g,川牛膝 9g,贝母 9g,知母 9g,酒黄柏 6g,天花粉 9g,生藕节 3 枚,生梨皮 1 具。

服后 10 日复诊,诉经水通行,咳嗽亦止。

按:本例开始为月经后期,以致发展成为闭经,是属月经病之大证。先生断为瘀热内阻,兼有外感风邪。遵调经与治他病相结合的原则,采用标本兼治之法而收速效。因先生对徐灵胎、黄元御很推崇,故方中的第一味药用南沙参。徐灵胎在《神农本草经百种录》中说:"沙参味微寒,主血积,惊气,除寒热,补中,益肺气,久服利人。"又说:"肺主气,故肺气之药气胜者为多。但气胜之品必偏于燥。而能滋肺者,又腻滞而不清虚。惟沙参为肺气分中理血之药,色白体轻,疏通而不燥,润泽而不滞。血阻于肺者,非此不能清也。"在此用南沙参甘润而微寒,既能补肺阴,又能清肺热,治疗阴虚肺燥之久咳。防风辛、甘、微温,解表祛风御邪,使外邪再难内侵。恐患者病久体虚腠理不密,易为风邪所袭,故用防风作御风屏障,体现了预防疾病传变的思想。苦杏仁苦、微温,归肺经,其味苦降泻,肃降兼宣发肺气而止咳。去皮尖有两层意思:一是苦杏仁有小毒,去皮尖后毒性消失;二是苦杏仁为种子类药物,含挥发油,去皮尖后可使药效明显发挥作用。栀子苦、寒,归肺、三焦经,炒用既能清热凉血,又能防苦寒伤脾胃。生地甘、苦、寒,归肝、肾经,其甘寒养阴,苦寒泻热,入肾经而滋阴降火,养阴津而泻伏热。丹皮苦、辛,微寒,归肝、肾经,入血分而善于清透阴分伏热;又辛行苦泄,有活血祛瘀之功,以治疗瘀热闭经。知母苦、甘、寒,归肺、胃、肾经,其苦寒清热泻火,质润滋阴降火而润燥,且知母主入肺经而长于泻肺热、润肺燥,常配贝母,如《证治准绳》之二母散,用治肺热燥咳;川贝母苦、甘、微寒,归肺、心经,性寒能清泻肺热,味甘质润能润肺止咳。两药相伍滋清兼备、标本兼顾,使养阴而不恋邪,祛邪而不伤正而治疗闭经。黄柏苦、寒,主入肾经而善泻相火治疗阴虚,常与知母相须为用。酒炙黄柏既有清热作用又因酒炒而有活血之功能,还能防苦寒伤脾胃。天花粉甘、微苦、微寒,归肺、胃经,其既能清肺热,又能生津以润肺。苏木甘、咸、辛,平,味辛能散,咸入血分,能活血散瘀而通经。红花辛散温通,一能活血祛瘀而通经;二是性温能反佐苦寒药的寒凉之性。川牛膝苦、甘、酸,平,归肝、肾经,其性善下行,活血通经。苏梗辛、甘、微温,归肺、脾、胃经,理气解表,能调畅气机,使中焦斡旋畅通而湿浊无以产生以治疗吐涎沫多,配之苦杏仁可治疗咳嗽,配之防风助其解表之功,配之红花等活血药物,以增气行则血行之力。生藕节清热止咳,兼有化瘀作用。生梨皮则清肺止嗽,鲜品取其生发之气耳。本病病机为阴虚血热致瘀,闭经因阴虚血瘀,是本病;咳嗽、吐涎沫是外感风邪,是标,是他病。先生精心配伍,一方内有两个乃至五个配伍,均运用得当,如知母与黄柏的相须配伍(知柏地黄丸),知母与生地、丹皮的配伍(青蒿鳖甲汤),知母与贝母的配伍(二母散),知母与苦杏仁配伍(宁嗽煎),知母与天花粉配伍(玉液汤)。本方集大队滋阴清热降火之品于一方,重在滋养阴液以治本,兼顾活血通经、润肺止咳以治标,共奏经潮咳止之功效。

2. 某女,27 岁。述每当经期,腿脚必生疙瘩,痛痒异常。

萧龙友详审四诊,辨此腿脚痛痒由所受风湿之邪入于血分所致。立养阴血、祛风湿为治法。

沙参 12g,忍冬藤 12g,怀牛膝 9g,桑枝 12g,绵茵陈 12g,当归须 12g,砂仁 6g,拌地黄 12g,神曲 9g,赤芍 9g,赤茯苓 9g,炒谷芽 9g,白鲜皮 12g,甘草 9g,生藕节 5 枚。

1 个月后复诊,患者述病痛已愈。后数月,未再发。

按:本例为经行风疹块。先生辨此腿脚痛痒由所受风湿之邪入于血分,经行时阴血更加亏虚,血虚生风,内风与所受风湿之邪相兼,风胜则痒,故见痛痒异常。在此第一味药用沙参,沙参味甘,性微寒,归肺、胃经。肺主一身之表,外合皮毛。正如《素问·五脏生成篇》所说:"肺之合皮也,其荣毛也。"腿脚疙瘩是皮肤肌表为风湿之邪所客,故方中用沙参滋养肺阴,一是宣畅肺气使风湿之邪出于皮毛;二是使肺气充足而卫外强,使风湿之邪不再侵犯皮肤肌表。当归须甘温质润,长于补血活血。拌地黄即用砂仁打碎拌用之熟地,甘、微温,归肝、肾经,功专养血滋阴,因其性质黏腻,有碍消化,故配砂仁以免黏腻碍胃。赤芍苦,微寒,归肝经,活血散瘀、消肿止痛,且如《本草求真》云,赤芍有散邪行血之意。茯苓甘、淡,平,归心、脾、肾经,健脾渗湿,活血利水消肿;赤茯苓有清热作用。忍冬藤味甘,性寒,归肺经,能清热疏风、通络止痛。桑枝微苦,平,能养津液,行水祛风以消肿止痛。绵茵陈苦、辛,微寒,归脾、胃、肝、胆经,因绵茵陈为春天采收,具有生发之机,能清利湿热,配白鲜皮以苦寒清热燥湿、祛风通痹消肿。怀牛膝苦、酸,平,归肝、肾经,活血通经,补肝肾,兼祛风湿,引血下行,引领风湿之邪由血分而出。神曲甘、辛,温,归肝、胃经,炒谷芽甘,平,归脾、胃经,二者合用健脾消食,脾胃健则水湿得运。生藕节甘、涩,平,归肝、肺、胃经,入血分,既活血又收敛,防诸祛风湿、活血散瘀药动血之弊。甘草调和诸药。全方养阴血而不滋腻,祛风湿而不动血,故病症除。

3. 刘某,女,27 岁。两手关节作痛,两膝盖亦痛,周身无力,月经如期但块多,腰腹有时疼。

萧龙友认为此患者素体阴虚,故易动肝气而致脾肾两亏,治当从本。

台党参 9g,全当归 12g,小川芎 9g,桑寄生 12g,制乳香 9g,制没药 9g,补骨脂 9g,黄郁金 6g,骨碎补 9g,川牛膝 9g,干地黄 12g,砂仁 4.5g,生甘草 3g,干藕节 3 枚。

3 日后复诊各病皆轻,原方加透骨草 12g,真松节 12g,广木香 6g。

按:本例为脾肾两亏之关节作痛。方中台党参甘,平,归脾经,补中益气,生津补血。全当归甘、辛,温,归肝、心、脾经,补血活血止痛。干地黄甘、微温,归肝、肾经,功专养血滋阴。川芎辛,温,归肝、胆、心包经,能活血行气,祛风止痛,配当归、生地治疗阴虚痹痛。乳香辛、苦,温,归肝、心、脾经;没药苦、辛,平,归心、肝、脾经。制乳没内能宣通脏腑气血,外能透达经络,能活血行气止痛,诚如《医学衷中参西录》所说"乳香、没药,二药并用,为宣通脏腑,流通经络之要药,故凡心胃胁腹肢体关节诸疼痛皆能治之"。桑寄生苦、甘,温,归肝、肾经,能祛风湿、补肝肾、强筋骨;补骨脂苦、辛,温,归肾、脾经,能补肾温脾;骨碎补苦,温,归肝、肾经,以其入肾治骨,能治骨碎伤而得名,能温补肾阳、强筋健骨、活血散瘀、消肿止痛。三药共奏补肝肾、强筋骨、祛风湿、活血止痛之功效。因患者阴虚易动肝气,故用郁金。其味辛、苦,性寒,归肝、胆、心经,既能行气解郁,又可活血止痛,长于治疗肝郁气滞血瘀之痛证。川牛膝苦、甘、酸,平,归肝、肾经,既能活血祛瘀,又能补益肝肾、强筋健骨,兼能祛除风湿,配伍桑寄生、补骨脂治疗痹痛日久。方中砂仁辛散温通,既能温暖脾胃,又能化湿行气,防干地黄性质黏腻碍胃,有碍消化。藕节甘、涩,平,归肝、肺、胃经,补腰肾、散瘀血、生新血,使补而不滞。生甘草调和诸药。

复诊方中加入透骨草,其味甘、辛,性温,归肺、肝经,能祛风除湿,通络止痛。真松节苦、辛,温,归肝、肾经,辛散苦燥温通,能祛风湿、通经络而止痛,入肝肾而善祛筋骨间风湿以治疗风湿痹痛、历节风痛。木香辛、苦,温,归脾、胃经,能行气止痛。全方滋阴养血,活血行气,补脾益肾,强筋健骨,通络止痛,标本兼治。

4. 唐某,女,31 岁。腰痛如折,背脊发木,面目浮肿,两腿亦肿,经水逾期不至。

萧龙友详辨,认为此为脾肾两虚、血不足之证。治以健脾补肾,且用药阴中有阳,泥而不着。

台党参 12g,茯神 12g,焦冬术 9g,酒杜仲 9g,生地黄(砂仁研拌)15g,甘枸杞 12g,金毛狗脊(去毛)12g,全当归 12g,冬瓜仁 12g,冬瓜皮 12g,佛手片 9g,桂圆 3 枚,炙甘草 6g,大枣 3 枚。

二诊:加制乳香 9g,制没药 9g,桑寄生 12g,芡实米 12g。

三诊:药后甚安,面浮见消,眠食渐安。嘱其休养,依法再进,小心将护,症除,遂停药休息而安。

按:先生辨本例为脾肾亏虚。方中台党参甘、平,归脾经,补中益气,生津补血;茯神甘、淡,平,归心、脾、肾经,利水消肿,宁心安神;焦冬术甘、苦,温,健脾益气,燥湿利水;炙甘草甘、平,归脾、胃经,补脾益气,调和诸药。以上四药为四君子汤方,益气健脾。杜仲甘、温,归肝、肾经,补肝肾、强筋骨,治疗腰痛如折,酒制用可破坏其胶质,更利于有效成分的煎出,比生用效果好。全当归甘、辛,温,归肝、心、脾经,质润,补血活血止痛。生地黄甘,微寒,归肝、肾经,清热凉血,养阴生津,用砂仁研拌,使其补而不滞。枸杞甘,平,归肝、肾经,滋补肝肾。狗脊甘、苦,温,归肝、肾经,补肝肾、强腰膝、坚筋骨,能行能补,治疗肾虚之腰痛脊强,不能俯仰者最为适宜。冬瓜仁、冬瓜皮甘,凉,归脾经,能清热、利水消肿,正如《药性切用》所说:"行皮间水湿,善消肤肿。"桂圆、大枣温中补血,且能矫正药味。方中佛手辛、苦,温,归肝、脾、胃、肺经,能疏肝解郁、理气和中、燥湿化痰,于诸补药中加入理气之品,气行血行,补而不滞。

二诊时方中加入制乳香、制没药以活血行气、消肿止痛,桑寄生祛风湿、补肝肾、强筋骨,芡实米甘、涩,平,归脾、肾经,益肾固精,健脾除湿,可加强原方补脾益肾、活血行气、祛湿之力,正如《本经》所云:"主湿痹腰脊膝痛,补中……"诸药相合,使脾气健、肾精足,水湿运化正常,水肿渐消。筋骨强健,则腰痛自除。养血调经,活血止痛,则血海渐充,经水按时满溢。诸症自除。

5. 饶某,女,29 岁。诉背脊痛多日,近日略感外邪,午后低热。此人肺肾素虚,肝木偏旺,先天不足,后天失养,故着重于育阴培本,又加生发之品。

生桑枝 12g,金银花 12g,香青蒿 6g,生鳖甲(先煎)9g,杏仁泥 9g,首乌藤 24g,知母 9g,贝母 9g,浮小麦 15g,生甘草 9g,生藕节 5 枚。

二诊:背痛已减,精神稍振,内热之象渐清。加北沙参 15g,紫菀茸 9g,莲子心 6g,天冬 9g,麦冬 9g,鲜茅根 15g。

三诊:原方加桑寄生 18g、生百合 15g,沙参改用潞党参,生鳖甲用至 12g,浮小麦增至 24g,又 3 剂。

四诊:加制乳香 3g、没药 3g、郁金 9g、嫩白前 9g、北五味 3g,减紫菀茸、天冬、麦冬、鲜茅根,再进。3 剂后血病皆减,唯周身倦怠思卧,仍当清养,乃以丸方投之,使其常服调理。

潞党参 12g,天冬 9g,麦冬 9g,知母 9g,川贝母 9g,桑寄生 15g,

首乌藤 24g，全当归 15g，小川芎 9g，炒白芍 15g，大生地 24g，真阿胶 12g，甘枸杞 12g，地骨皮 9g，甘菊花 9g，野百合 12g，杭巴戟 12g，土炒白术 9g，炙百部 18g，生甘草 9g，带心莲子 15g。

按：饶某为我姨婆，是祖母娘家的堂妹，从湖南老家接到北京，与祖父母一家一起生活，素有肺结核病史，肺气已虚，肺阴耗伤。肺属金，为肾之母；肾主水，为肺之子。肺病日久，母病及子，必致肾气、肾阴不足；又督脉行背脊，属脑，络肾，与肾气相通，故背脊疼痛。肺主表，素肺虚，卫气不固，易感外邪，故背脊疼痛又复加重。肺肾已虚，日久传变，肾水更加不足，水不涵木，肝木偏旺，又乘脾土，导致后天失养。本病始于肺，日久传肾、传肝、传脾，终致先天不足，后天失养，四脏受病。近日又感外邪，旧病及新感相加，病情复杂。素体阴虚内热，加之新感，故午后低热。

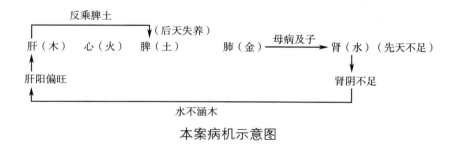

本案病机示意图

生桑枝微苦，平，归肝经，能祛风湿、利关节，本品性平，无论痹证新久、寒热均可应用。《景岳全书》认为其一味熬膏可治筋骨酸痛，四肢麻木；《本草备要》认为该药利关节，养津液，行水祛风，且生用性偏凉，炙用则性偏温。故用生桑枝治疗，与患者体质相符，体现了萧龙友选药的严谨精确。金银花甘，寒，芳香疏散，善散肺经热邪，透热达表，且防新感内传，可谓一药二用。香青蒿、生鳖甲、知母是取青蒿鳖甲汤之意，治久病阴液已伤。若纯用滋阴，则滋腻恋邪；若单用苦寒，则又有化燥伤阴之弊，必须养阴与透邪并进。鳖甲咸寒，直入阴分，滋阴退热；香青蒿苦辛而寒，其气芳香，清中有透散之力，清热透络，引邪外出。两药相配,滋阴清热,内清外透,使阴分伏热有外达之机,如吴瑭自释:"此方有先入后出之妙,青蒿不能直入阴分,有鳖甲领之入也;鳖甲不能独出阳分,有青蒿领之出也。"知母苦寒质润,滋阴降火,助鳖甲养阴退虚热。三药相伍滋清兼备、标本兼顾、清中有透,使养阴而不恋邪,祛邪而不伤正,阴复邪去而热退。且知母主入肺经而长于泻肺热、润肺燥,常配贝母如《证治准绳》之二母散,用治肺热燥咳;知母又兼入肾经而能滋肾阴、泻肾火、退骨蒸,用治阴虚火旺所致骨蒸潮热、盗汗、心烦,可谓一药三用。杏仁主入肺经,打碎成泥,可更好地发挥药效,配贝母以清肺润燥。首乌藤味甘,入心、肝二经,能补养阴血、养心安神,且养血祛风、通经活络止痛,用治血虚身痛。浮小麦甘凉并济,能益气阴、除虚热,治疗阴虚发热、骨蒸劳热,且能实腠理、固皮毛,为固表止汗之佳品,亦是一药二用之意,既防止阴虚汗出过多更加伤阴,又可退患者低热,且固表以防外邪复入。体现出萧龙友治病又防病的高超医技,并防止疾病的传变。生甘草甘,平,归心、肺、脾、胃经,能补脾益气,祛痰止咳,缓急止痛,清热解毒,调和诸药。生藕节清热止血而不留瘀,生用性凉,恐其阴虚火旺而致血热妄行,亦是治未病之意。

二诊加北沙参、天冬、麦冬,皆为加强养阴清肺之品。因北沙参甘润而偏于苦寒,能补肺阴,兼能清肺热,适用于阴虚肺燥之证。天冬、麦冬均能滋肺阴、润肺燥、清肺热,治疗肺阴虚证,二药性能功用相似,常相须为用。然天冬苦寒之性较甚,清火与润燥之力强于麦冬,且入肾滋阴,适用于肾阴不足、虚火亢盛之证。患者肝木偏旺,恐母病及子,心肝火俱旺,故用麦冬清心除烦、宁心安神,用治心阴不足及心火亢盛之证。莲子心清心安神、交通心肾。紫菀茸甘润苦泄,性温而不热,质润而不燥,长于润肺下气,配贝母可养阴润肺。鲜茅根味甘,性寒,入血分,能清血分之热而凉血止血、清热利尿,使体内之热从小便而解。鲜者性凉,恐其阴虚火旺而致血热妄行,亦是治未病之意。二诊时虽背痛已减,精神稍振,内热之象渐清。但未用补肾之品,只是用生桑枝、首乌藤两味药治疗,余药均为滋阴清热之品以治午后低热之标。

三诊时在原方基础上加桑寄生以祛风湿、补肝肾、强筋骨。生百合微寒,作用平和,能补肺阴,兼能清肺热、养阴清心、宁心安神,治疗心肺阴虚内热证,常与知母、贝母等同用。本病为阴虚火旺之证,用药以清润为主,故先生用药取生者为多,既有生品性凉之意,又有生发之意,使清而不燥。该方药基本上都是平和之品,不大起大落,讲究机体的阴阳平和,阴平阳秘,精神乃治。沙参改为潞党参,意为经过一二诊的滋阴清热之品的治疗,阴虚内热之象已大为好转,但病久耗气伤津,且阴虚内热也耗气伤津,故沙参改为潞党参以补肺脾气、补血、生津。党参对热伤气津之气短口渴,亦有补气生津的作用,适用于气津两伤的轻证。党参亦常与解表药配伍,用于气虚外感等邪实正虚之证,以扶正祛邪,使攻邪而正气不伤。生鳖甲增至 12g,意为加强滋阴退热的作用;浮小麦增至 24g,能加强益气阴、除虚热、固表之作用,亦是一药二用之意,即防止阴虚汗出过多而更加伤阴。先生讲又 3 剂,意为前三诊均分别为每诊 3 剂。

四诊加制乳香 3g,没药 3g,郁金 9g,嫩白前 9g,北五味 3g,减紫菀茸、天冬、麦冬、鲜茅根,再进 3 剂。四诊时,已为治疗疾病的后期阶段,阴虚火旺证候已大为好转,故去紫菀茸、天冬、麦冬、鲜茅根。古人云:久病夹瘀。因患者背脊痛多日,虽已治疗三诊,但均以滋阴清热为主,故此时用极少量的乳香、没药,轻可投实,内能宣通脏腑气血,外能透达经络,用以减缓背脊痛症,诚如《医学衷中参西录》:"乳香、没药,二药并用,为宣通脏腑,流通经络之要药,故凡心胃胁腹肢体关节诸疼痛皆能治之。"肺肾素虚,肝木偏旺,故用郁金,其苦寒入肝经能平肝清热,以防滋阴药物黏腻碍胃。方中加入白前取其性微温而不燥,长于祛痰,无论属寒属热,外感内伤,新嗽久咳均可用之。北五味子味酸收敛,甘温而润,能上敛肺气、下滋肾阴,为治疗久咳虚喘之要药。

3剂后血病皆减，唯周身倦怠思卧，仍当清养，乃以丸方投之，使其常服调理。因为是疾病后期，先生认为仍当清养，以益气滋阴、养血清热方巩固。方中运用四君子汤去茯苓之渗利伤阴，以党参甘平补益脾肺之气，以苦温之白术健脾燥湿，加强益气助运之力，以生甘草易炙甘草，既可和中益气补虚，又可清热解毒。运用四物汤之熟地、白芍阴柔补血之品（血中血药）与辛香之当归、川芎（血中气药）相配，动静相宜，补血而不滞血，行血而不伤血，温而不燥，滋而不腻，补血调血。又以大队滋养肺肾之阴、清解骨蒸潮热之天冬、麦冬、知母、真阿胶、甘枸杞、地骨皮、野百合以助八珍汤益气滋阴、养血清热之功。川贝母、炙百部甘润苦降，微温不燥，用之润肺止咳以巩固前效。以杭巴戟反佐大队滋阴之品，力求阴阳平衡。带心莲子补益脾气、交通心肾而有清养之功。甘菊花配伍甘枸杞以清补肝肾防虚热复发。桑寄生、首乌藤二药既补肝肾，又通血脉以减背脊疼痛。全方拟益气滋阴、养血润肺、清热健脾补肾之剂，全面调养，以丸方投之以巩固疗效。

6. 张某，女，54岁。诉心时悸动，手足发冷，胸部畏寒，左半身有时抽搐，脉见虚弦。先生认为，此属忧思太过，肝脾两伤之候。

生芪皮15g，炒台参12g，郁金9g，合欢花15g，焦冬术9g，佛手片15g，朱茯神15g，焦鸡内金9g，桑寄生15g，生赤芍12g，盐炒砂仁9g，炙甘草9g，桂圆3枚，荔枝3枚。

又诊数次，仍以上法出入为方，服药10余剂而愈。

按：先生依据四诊辨此证为忧思太过、肝脾两伤。患者心时悸动，为思虑过度，劳伤心脾，既耗伤心血，又影响脾胃之化源，渐至气血两亏，不能上奉于心。脾主四肢，此患者忧思太过，耗伤脾气，阳气不能布达四肢，故手足发冷；脾气不足而土不生金致宗气不足，故见胸部畏寒；由于气虚不能运血，气不能行，血不能荣，气血瘀滞，络脉痹阻而见左半身有时抽搐；脉见虚弦，为肝郁脾虚之象。

方中生黄芪甘，温，归脾、肺经，补益脾肺之气，气充足则以生血、行血,使气行则血行,气血充足则诸症好转。在此生黄芪有一药五用之妙:①取人参归脾汤之意,益气健脾,配伍炒台参、焦冬术、炙甘草大队甘温之品补脾益气以生血,使气旺而血生,血足则心有所养而心时悸动痊愈;②脾旺则气血生化有源,气血充足则阳气布达四肢而手足发冷痊愈;③胸居上焦,内藏心肺,气旺而血生,脾旺则气血生化有源,使宗气盈盛而胸部畏寒痊愈,《医学衷中参西录》谓黄芪"能补气,兼能升气,善治胸中大气(即宗气)下陷";④取其补阳还五汤之意,重用生黄芪补益元气,意在气旺则血行,瘀去络通,配伍少量活血药生赤芍,使气旺血行以治本,祛瘀通络以治标,标本兼顾,且补气而不壅滞,活血又不伤正,合而用之,则气旺、瘀消、络通而左半身有时抽搐痊愈;⑤生黄芪配伍焦冬术益卫固表,使气旺表实,外邪亦难内侵。炒台参、桂圆甘,温,归心、脾经,能补益心脾,养血安神,因其味甘,与群药配伍,使药味矫正,提升汤药口感。荔枝味甘、酸,性温,入心、脾、肝经,果肉具有补脾益肝、补心安神的功效,与桂圆一起补益和中,使脾旺则气血生化有源,且矫正药物口味。朱茯神宁心安神。佛手片辛、苦,温,归肝、脾、胃、肺经,能疏肝和中。郁金辛、苦,寒,归肝、胆、心经,取其行气解郁、活血止痛之用。合欢花甘、平,归心、肝经,能解郁安神。上述三药均从情志方面治未病的理念考虑。砂仁辛,温,归脾、胃、肾经,辛散温通,气味芬芳,化湿醒脾,行气温中而治疗手足发冷、胸部畏寒。砂仁盐炒既防补药滋腻,又加强补肾的作用。盐炒砂仁、焦鸡内金甘、平,归脾、胃、小肠经,能消食健胃,与佛手配伍行气和胃。桑寄生苦、甘,平,归肝、肾经,能补肝肾、强筋骨。诸药相合,使脾气健,气血充足而使心时悸动、手足发冷、胸部畏寒逐渐痊愈;肝气疏,肝脾相调,筋骨强健,则左半身有时抽搐自除。全方补气健脾、疏肝解郁、补心安神,以使诸症渐除。

7. 某女,据述带下甚多,其色发白,乃寒湿下注为患。法当温化从本。

当归12g,川芎9g,炒薏苡仁12g,芡实12g,山药12g,盐炒小茴香 9g,狗脊 12g,茅苍术 6g,扁豆 9g,白果(去外壳)20 枚,盐泽泻 9g,附片 6g,甘草 6g,藕节 3 枚,生姜 1 片。

按:本例为寒湿下注之带下病。以方测证可考虑为脾肾阳虚、寒湿下注。脾虚运化失常,水谷之精微不能上输以化血,反聚而成湿,流注下焦,伤及任、带而为带下病;肾虚封藏失职,阴液滑脱而下为带下病。《妇人大全良方》指出,带下病的发生与带脉有关,"人有带脉,横于腰间,如束带之状,病生于此,故为带下。"刘河间指出"带下者,任脉之为病也。"《傅青主女科》指出"夫带下俱是湿证"。唐容川指出,带下病是"带脉受伤,脾不制水"。带下病俱是湿证,损伤的经脉主要是任、带二脉。任脉主司阴液,带下是阴液的一部分,受任脉司约。带脉约束诸脉,隶属于脾,若带脉松弛,因约束无力就会导致水湿下注。

方中薏苡仁甘、淡、凉,归脾、胃、肺经,炒用能利水渗湿、健脾止带,尤宜治脾虚湿盛之带下病。芡实甘、涩、平,归脾、肾经,能益肾健脾、收敛固涩、除湿止带,为治脾肾两虚之带下病佳品。怀山药甘、平,归脾、肺、肾经,能补益脾肾,使脾气健运、湿浊得消,用于脾虚不运、湿浊下注之带下病,并有固肾止带之功。小茴香辛、温,归肝、肾、脾、胃经,能温肾、理脾,盐炒为使药效入肾脏。狗脊苦、甘、温,归肝、肾经,具有温补固涩之功,治疗带下过多、质清稀,正如《本草正义》所云:"能温养肝肾,通调百脉,强腰膝、坚脊骨……又能固涩冲带、坚强督任,疗治女子经带淋漏,功效甚宏,诚虚弱衰老恒用之品;且温中而不燥,走而不泄,尤为有利无弊,颇有温和中正气象。"苍术辛、苦、温,归脾、胃、肝经,能燥湿健脾,苦温燥湿以祛湿浊,辛香健脾以和脾胃,尤其擅长治疗寒湿阻滞之带下病。扁豆甘、微温,归脾、胃经,能补脾化湿,药性温和,补而不滞,用于脾虚湿滞之带下病,如《本草新编》所说:"味轻气薄,单用无力,必须同补气之药共用为佳。"故先生以之与苍术、芡实等补气健脾除湿之品配伍,加强健脾止带之功。白果甘、苦、涩、平,归肺经,收涩止带而固下焦,尤宜治疗脾肾亏虚之白带色清质稀者。茯苓甘、淡,平,归心、脾、肾经,利水渗湿,健脾而止带。泽泻甘,寒,归肾、膀胱经,能利水渗湿而止带。附片辛、甘,大热,归心、肾、脾经,能温肾助阳以除寒湿。甘草甘,平,归脾、胃经,能补脾益气,调和诸药。藕节甘、涩,平,归肝、肺、胃经,能收敛止带。生姜辛,温,归肺、脾、胃经,温中以助小茴香散寒之力。当归甘、辛,温,归肝、心、脾经,能补血活血。川芎辛,温,归肝、胆、心包经,能活血化瘀。因带下量多,恐伤阴血,故用当归、川芎养血和血,防其温肾助阳伤及精血阴液,且取血行水亦行之意,亦可防收涩止带药收敛太过。

8. 赵某,男,36 岁。后脑昏痛,头顶有时亦痛,劳则更甚,业已两月余,此由劳累太过肝阳上攻为患。有时思呕,胃热亦重。法当从本治,休息方可减轻,宜小心将护。

空沙参 12g,首乌藤 30g,香白芷 6g,蔓荆子 6g,藁本 9g,当归首 12g,川芎片 9g,粉丹皮 9g,炒栀子 9g,川牛膝 6g,酒黄芩 9g,生甘草 3g,鲜茅根 15g,藕节 3 枚。

3 天后二诊:据述,后脑昏痛已愈,唯头顶有时仍不适,拟以原方加减,再进前方加朱茯神 12g,灵磁石 15g,海风藤 24g。

3 周后前来复诊,述头痛已愈。

按:本例头痛主要是由劳累太过、耗气伤血,致血虚肝阳上扰所致,因其时时泛呕,此乃胃热所致。治病求本,拟滋阴养血、清肝止痛之法。方中空沙参即为南沙参,甘凉柔润,滋阴益气、清热生津,是治本之品。首乌藤味甘,入心、肝二经,养心安神,养血祛风,通经活络止痛。当归首,即当归头,甘温质润,长于补血养血,奏柔肝潜阳之效。蔓荆子辛、苦,微寒,归肝、胃经,能疏散肝经风热,清利头目。白芷辛,温,归肺、胃经,辛散温通,长于治疗阳明头痛。藁本辛,温,归肝、膀胱经,性味俱升,善达巅顶,治疗太阳经头痛、巅顶痛效好。川芎辛,温,归肝、胆、心包经,能上行头目,祛风活血止痛,为治头痛要药;且为血中之气药,具通达气血功效,通则不痛。四药均作用于头部,祛风止痛。栀子苦,寒,归肺、三焦经,炒用既能清热泻火,防苦寒伤脾胃,又能清胃热。丹皮苦、辛,微寒,归肝、肾经,入血分而善于清透阴分伏热而除肝阳头痛。黄芩苦,寒,归肺、胆、脾、胃、大肠、小肠经,能清热泻火以止痛,酒炙用为止痛而不留瘀,用以清肝胃之热,平肝潜阳。生甘草甘以缓痛。鲜茅根味甘性寒清胃热,《医学衷中参西录》谓其"中空有节,最善透发脏腑郁热,托痘疹之毒外出;又善利小便淋涩作疼,治疗因热致小便短少、腹胀身肿;又能入肺清热以宁嗽定喘;因其味甘,且鲜者嚼之多液,故能入胃滋阴以生津止渴,并治肺胃有热,咳血、吐血、衄血、小便下血,然必用鲜者其效方著。春前秋后剖用之味甘,至生苗盛茂时,味即不甘,用之亦有效验,远胜干者。"藕节甘、涩,平,补腰肾、散瘀血、生新血,使补而不滞而凉血清热。一味川牛膝既可活血通络,又可引上攻之肝阳下行。全方以清为主,并未采用重镇平肝之品,效速力达,短期头痛即除。

9. 日晡发热一例。据述,晡时发热,中膈不畅,此乃肠胃有滞、脾运不强之故,法当推荡宿垢,宿垢尽,热自退也。

生桑枝 9g,炒枳实 4.5g,焦鸡金 9g,炒谷虫(布包)9g,大腹皮 9g,绵茵陈 9g,茯苓 12g,盐泽泻 9g,粉丹皮 6g,煮半夏 6g,橘皮 6g,生荸荠(连皮捣)3 枚。

按:晡时发热,亦称日晡潮热,是指下午 3:00~5:00(即申时)按时发热,或按时热势加重,如潮汐之有定时的症状,又称阳明潮热。由于胃肠燥热内结,阳明经气旺于申时,正邪斗争剧烈,故在此时热势加重。先生辨此证为肠胃有滞、脾运不强,治以推荡宿垢。

生桑枝性苦,味、偏寒凉,且清热消食,以达推荡宿垢而热退之目的。枳实苦、辛、酸,温,归脾、胃、大肠经,能破气消积、化痰除痞,治疗胃肠积滞、脘腹痞满胀痛、热结便秘。枳实炒后性较平和,且用量4.5g,不至攻伐太过,有轻可去实之意。焦鸡内金甘,平,归脾、胃小肠、膀胱经,能消食健胃,消除胃肠食物积滞,促进胃肠蠕动,使宿垢从大便排出而发热自退也。炒谷虫(布包)为米中所生之虫,炒后能助消化,退宿积。大腹皮为槟榔的干燥果皮,味辛,性微温,归脾、胃、大肠、小肠经,能行气导滞,为宽中理气之捷药。与炒枳实、焦鸡内金、炒谷虫配伍,治疗食积气滞之中膈不畅,使宿垢去而热自退也。绵茵陈苦,微寒,归脾、胃、肝、胆经,寒能清热,苦泄下降。因绵茵陈为春天采收,具有生发之机,能清利中焦湿热,使之从小便出而热自退也。盐泽泻甘,寒,归肾、膀胱经,能泻伏水,去留垢。粉丹皮苦、辛,微寒,归心、肝、肾经,能清热凉血、活血散瘀,苦寒清热,又防宿垢日久成瘀而使病情加重。茯苓甘、淡、平,归心、脾、肾经,药性平和,健脾、利水渗湿,促进中焦水湿运化;半夏辛,温,归脾、胃、肺经,燥湿化痰、消痞散结,正如《名医别录》所说:"消心腹胸膈痰热满结……;橘皮辛、苦,温,归脾、肺经,理气健脾、燥湿化痰。三药配伍有二陈汤之意,燥湿化痰、理气和中、标本兼顾,燥湿理气祛已生之痰、健脾渗湿杜生痰之源,使痰浊宿垢无产生之地。生荸荠性寒,具有清热泻火、消食除胀的良好功效,既可清热生津,又可补充营养,防燥湿过度而伤津液,也有取其生发之意耳,药食均可,最宜用于发热患者,又可矫正药物味道。全方对仗工整,组方思路清晰,一组药以炒枳实、焦鸡内金、炒谷虫、大腹皮为主以消除胃肠食物积滞,促进胃肠蠕动,使宿垢从大便排出而发热自退也。一组药以绵茵陈、盐泽泻为主,清利脾胃肝胆湿热及膀胱之热,使热从小便而解;一组药以煮半夏、橘皮、茯苓为主,燥湿化痰、理气和中,使痰浊宿垢无产生之地而热无从所发;余药如生桑枝清热通络,粉丹皮清热散瘀。全方构思巧妙,方小平和,共达退热之目的。

10. 腹痛泄泻一例。患者述晨起腹痛作泻,业经多日,诊脉滑弦,为寒湿阻滞之象,法当和化。

苍术 9g,白术 9g,炒枳实 6g,炒扁豆衣 12g,芡实 12g,炒薏仁 18g,怀山药 12g,赤芍 9g,白芍 9g,水炒泽泻 9g,沙苑子(布包)18g,藿梗 9g,米炒当归 12g,炒谷虫 9g,六曲 9g,益元散(布包)12g,自家陈仓米 9g,鲜荷梗 1 尺。

按：本案特点如下。①晨起腹泻；②发病日久；③腹泻伴腹痛；④脉滑弦。先生辨证为寒湿阻滞，缘由是脾阳不足，健运失职，湿盛不化，日久阳气更伤而成寒湿。早晨阳气未振，阴寒较盛，寒湿阻滞。寒湿为阴邪，易阻气机，肠胃气机受阻，故晨起腹部作痛即泻。业经多日，脾气受损，气虚日久致血虚，血虚肝失柔养，致肝脾不和，而腹痛必泻。诊脉滑弦，为寒湿阻滞之象，弦脉主疼痛，腹痛而脉弦，湿重而脉滑。法当和化。

方中苍术辛、苦，温，归脾、胃、肝经，能燥湿健脾、祛风散寒，苦温燥湿以祛湿浊，辛香健脾以和脾胃，尤其擅长治疗寒湿阻滞中焦、脾失健运之泄泻。白术甘、苦，温，归脾、胃经，能益气健脾、燥湿以制土壅，补气以复脾运而除湿邪。枳实苦、辛，温，归脾、胃、大肠经，能行气消积、化痰除痞，一般用于治疗胃肠积滞、脘腹痞满胀痛之便秘，在此用炒枳实，一是考虑麸炒后性较平和，二是针对泄泻多日，中气受损，恐有肠（大肠、小肠、直肠）脱之征。现代药理研究证实，枳实煎剂对胃肠有显著抑制作用。这与《名医别录》"安胃气，止溏泄"的认识是一致的。炒扁豆衣甘、微温，归脾、胃经，能补脾和中、补气健脾，兼能化湿，药性温和，补而不滞，用于脾虚湿滞之泄泻。《本草新编》谓其"味轻气薄，单用无功，必须同补气之药共用为佳"，故以之与苍白术、芡实等补气健脾除湿之品配伍，炒后可使健脾止泻作用增强。芡实甘、涩，平，归脾、肾经，能健脾除湿、收敛止泻，用于治疗脾虚湿盛、久泻不愈者。炒薏仁甘、淡，凉，归脾、胃、肺经，炒用健脾止泻，尤宜治疗脾虚湿盛之泄泻。怀山药甘，平，归脾、肺、肾经，能补脾益气，用于脾肾虚弱之泄泻。惟其亦食亦药，"气轻性缓，非堪专任"，故常配白术、炒薏仁、芡实等药运用。白芍苦、酸、甘，微寒，归肝、脾经，能养血敛阴、柔肝止痛。赤芍苦、微寒，归肝经，能清热凉血、散瘀止痛。本案主症即腹痛作泻，白芍性酸收敛而配健脾药以加强止泻作用，又养肝血以止痛。现代药理研究证明，白芍对平滑肌呈抑制作用，故有解痉作用，故缓解腹痛效佳，配以赤芍以防敛阴留邪之弊，静中有动，正如《本草求真》所说："赤芍药与白芍药主治略同。但白则有敛阴益营之力,赤则只有散邪行血之意;白则能于土中泻木,赤则能于血中活滞。"当归甘、辛,温,归肝、心、脾经,能补血活血止痛。但当归有润肠作用,用米炒炮制后,则有健脾之效,而无润肠之功,宜用于本病。因泄泻日久,每伤阴血,而有血滞,故用赤白芍、当归养血活血和血。沙苑子甘、温,归肝、肾经,在此取其甘温补益、涩而止泻之作用。泽泻甘、寒,归肾、膀胱经,水炒泽泻,此乃盐水炒,以便入肾经、走下焦,能利小便而实大便。藿梗辛、微温,归脾、胃、肺经,其气味芳香能化湿浊,又因其性微温,故与苍术配伍,用于寒湿阻滞中焦所致的脘腹痞闷、泄泻等症,在此用之,也取其通畅气机之用。炒谷虫为米中所生之虫,炒后能健脾助消化。六曲甘、辛,温,归脾、胃经,能健脾开胃、消食化滞、和中止泻,使食消则脾胃和,治疗食滞脘腹胀满之腹泻。此益元散即六一散,清热利湿,亦有利小便而实大便之意。其中甘草益气和中、调和诸药,合白芍缓急止痛。陈仓米为时间长久保存之米,亦能健脾助消化。鲜荷梗苦,平,为莲的叶柄及花柄,用之取其鲜品性凉之意,又有生发之意,能和胃且通畅气机,使全方补而不滞。综观全方,一组药以苍白术、炒扁豆衣、芡实、炒薏仁、怀山药为主,燥湿健脾、益气散寒而标本兼治;一组药以水炒泽泻、益元散为主,利小便而实大便,急则治其标;一组药以炒枳实、炒谷虫、陈仓米、六曲为主,行气消积、消食化滞;一组药以赤白芍、当归为主,养血活血和血以防伤阴血;一组药沙苑子以固涩补肾而止泻;另一组药为藿梗、鲜荷梗,通畅气机,补而不滞。全方具有标本兼治重在治标、脾肾兼顾补脾为主、涩中寓通补而不滞、通畅气机的配伍特点。说明先生用药精细全面,思虑周密,非常重视炮制及药性以不留后患。也为我们临床组方提供了一个精当而巧妙的方法。

11. 感受风寒一例。脉不流利,形略沉紧,感受风寒之象,故头部觉昏,鼻塞而气促,法当从乎疏达。

老苏梗 10g,杏仁泥(去皮尖)10g,防风 10g,秦艽 10g,苦桔梗

10g,天花粉 10g,半夏 10g,陈皮 10g,茯苓块 12g,炒栀子 10g,粉丹皮 10g,茵陈 10g,天水散 12g,生苇茎(均断)1 尺。

按:分析此案,以方测证,脉不流利,形略沉紧,为感受风寒多日,不是初起,肺气不宣降。风寒之邪外束肌表,卫阳被遏,清阳不展,络脉失和,则见头部觉昏;风寒上受,肺气不宣,津液凝聚不布,痰湿内阻致鼻塞而气促。

方中老苏梗味辛,归肺、脾、胃经。肺为鼻之窍,鼻塞乃肺气不宣畅所致。故先生未选苏叶,而选老苏梗。老苏梗既可解表散寒,又可宣肺顺气,缓解鼻塞气促之功优于苏叶。杏仁泥苦,微温,主入肺经,宣肺化痰降气,疏利开通。防风辛、甘,微温,归膀胱、肝、脾经,其辛温发散,气味俱升,以辛散祛风解表为主,且甘缓微温不燥。秦艽辛、苦,平,归胃、肝、胆经,辛散苦泄,质偏润而不燥,为风药中之润剂,能祛风通络止痛。苦桔梗苦,辛、平,归肺经,其辛散苦泄,开宣肺气,祛痰利气,如《珍珠囊》所说:"利肺气,治鼻塞。"茯苓甘、淡,平,归脾、肾经,利水渗湿、健脾,药性平和,既可祛邪,又可扶正;煮半夏辛,温,归脾、胃、肺经,燥湿化痰;陈皮辛、苦,温,归脾、肺经,理气健脾,燥湿化痰。三药配伍有二陈汤之意,燥湿化痰、理气和中、标本兼顾,燥湿理气祛已生之痰,健脾渗湿杜生痰之源。天花粉甘、微苦,微寒,归肺、胃经,既能泻火以清肺热,又能生津以润肺燥,防辛温之品伤及阴液。茵陈、粉丹皮、炒栀子三药清热利湿,防湿蕴成痰。天水散,原名益元散,后人通称为六一散,既取"天一生水,地六成之"之意,其特点是药性平和,清热而不留湿,利水而不伤阴。脉不流利、形略沉紧,以方测证,可能本例为素有痰饮又感受风寒。先生恐风寒日久,入里化热,热与痰饮相结而致湿热内阻,故用炒栀子、粉丹皮、茵陈、天水散清热利湿。生苇茎为芦苇的嫩茎,甘、寒,归肺、胃经,长于清肺热生津液,以防止辛温及利湿之品伤阴。综观全方,一组药以老苏梗、杏仁泥(去皮尖)、防风、秦艽、苦桔梗为主疏散风寒、开宣肺气;一组药以半夏、陈皮、茯苓块为主燥湿化痰;一组药以炒栀子、粉丹皮、茵陈、天水散为主清热利湿;一组药以天花粉、生苇茎为主清肺热生津。全方辨证论治得当,组方巧妙,使疾病速愈。

12. 血虚有热致腹痛胯痛一例。血虚有热,小腹两旁牵及胯间作痛,法当以和肝肾为主。

桑寄生 15g,全当归 12g,川芎 10g,生桑枝 12g,赤芍 10g,赤茯苓 10g,生地 21g,制乳香 10g,制没药 10g,炒五灵脂 12g,狗脊 12g,醋香附 10g,酒芩 10g,酒炒延胡索 10g,苏梗 6g,甘草 6g,血余炭 10g,西秦艽 6g,藕节 5 枚。

按:小腹位于脐以下至耻骨以上的部位,属下焦。小腹两旁为少腹,少腹属肝。肝血不足,失于疏泄,气机失调致少腹作痛。肝肾同居下焦,乙癸同源,肾藏精主闭合,肝藏血主疏泄,精血相互滋生,功能互补,从而维持人体生理功能的相对平衡。胯间属肾,肾主骨,肝主筋,血虚日久必致损伤肝肾,又腰为肾之府,膝为筋之府,胯间为腰膝之间,若肝血不足而致肾精不足,胯间失于荣养而痛。

方中桑寄生苦、甘、平,归肝、肾经,能补肝肾、强筋骨,治疗胯间痛。运用四物汤之熟地易生地、白芍易赤芍(滋阴养血清热凉血之品,血中血药),与辛香之当归、川芎(血中气药)相配行血止痛。生桑枝,微苦、平,归肝经,能祛风湿、利关节,在此清热而治疗筋骨酸痛。制乳香、制没药行气活血止痛,可用于治疗气滞血瘀之诸痛症,诚如《医学衷中参西录》所云:"乳香、没药,二药并用,为宣通脏腑、流通经络之要药,故凡心胃胁腹肢体关节诸疼痛皆能治之。"炒五灵脂苦、咸、甘、温,归肝经,能活血止痛。醋香附、酒炒延胡索、苏梗配伍制乳香、制没药加强行气活血止痛之力,以缓少腹疼痛。狗脊苦、甘、温,归肝、肾经,能补肝肾、强腰膝、坚筋骨,能行能补,主治肝肾不足的胯间作痛。苏梗辛、甘、微温,归肺、脾、胃经,能调畅气机而止痛。甘草缓急止痛。血余炭苦、平,归肝、胃经。发乃血之余,故其可入血,并以炭入药,能化瘀止血。在《赤水玄珠》中,血余炭与生地、赤茯苓、甘草配伍治疗血淋。先生在这里用之,是恐血虚有热,迫血妄行。酒芩苦、寒,归肺、胆、脾、胃、大肠、小肠经,清热以凉血。西秦艽辛、苦、平,归胃、肝、胆经,能退虚热并能止痛。藕节在这里起清热消瘀的作用,《药性论》记有"消瘀血,关格不通,利水道。"可见先生是取其有通利作用,使经络疏通以止少腹痛,其味苦平,兼能清热。全方紧抓病机,一组药以桑寄生、狗脊补肝肾为主;一组药以全当归、川芎、赤芍、生地补血调血为主;一组药以生桑枝、酒芩、血余炭、西秦艽、藕节清热凉血为主;一组药以制乳香、制没药、炒五灵脂、醋香附、酒炒延胡索、苏梗止痛为主。诸药配伍,使血虚得补,虚热自除,使小腹两旁牵及胯间作痛得止,共奏养血和肝肾止痛之功。

13. 痰热蕴肝胆致胁痛一例。两肋作痛,唯期门部位内起有核,按之作痛,此乃肝胆之热致痰邪气滞所成。脉见沉弦滑数,法当从本清化。

白蒺藜(去刺)12g,橘核 12g,丝瓜络 10g,桃仁泥(去皮尖)10g,杏仁泥(去皮尖)10g,佛手片 10g,杜牛膝 10g,忍冬藤 15g,郁金 10g,天花粉 10g,赤芍药 10g,竹茹 10g,甘草 6g,当归龙荟丸(包煎)15g。

按:"核",即有形可征之小包块,说明肝郁日久成结块。因核块阻滞经脉,不通则痛。其部位在期门,期门为足厥阴肝经腧穴,是肝的募穴,故其病位在肝经。肝胆相表里,肝病日久,必脏病及腑,疏泄不利,导致痰热、瘀滞所成,如《丹溪心法》所云:"胁痛肝火成,木气实,有死血,有痰流注。"其脉沉,为病邪入里。弦主腹痛,滑数为痰热。病机明确,治法相应,从本清化。

白蒺藜苦、辛,平,归肝经,也称刺蒺藜。其苦泄辛散,能平肝疏肝,疏肝清热,且能散郁结,《神农本草经》谓其"破癥结积聚"。橘核为橘的种子,性味苦、平,归肝经,功能理气散结、止痛,最宜治疗肝郁日久之结块,与白蒺藜合用,同为从本而治。丝瓜络甘、平,归肺、肝经,药力平和,能入肝活血通络止痛。本例为肝胆之热致痰邪气滞所成,本品又入肺、肝经,正如《本草再新》所说:"通经络,和血脉,化痰顺气。"桃仁苦、甘,平,有小毒,归心、肝、大肠经。本例痰邪气滞,气滞日久致血瘀成核,按之作痛,故用桃仁善泄血滞、祛瘀力强的特点,治疗期门部位的核及痛证。杏仁苦,微温,主入肺经,宣肺化痰。佛手片辛、苦,温,归肝、脾、胃、肺经,能疏肝解郁、理气和中、燥湿化痰。其辛行苦泄,善疏肝解郁、行气止痛,治疗肝郁气滞的胸胁胀痛;其又芳香醒脾,苦温燥湿而善健脾化痰,治疗痰多而胸膺作痛,正如《本草再新》所说:"治气舒肝,和胃化痰,破积……消癥瘕瘰疬。"杜牛膝苦、甘、酸,平,归肝、肾经,在此补肝血以柔肝止痛,又通血脉以活血止痛,生用疏利降泻活血祛瘀力强,正如《本草纲目》所说:"牛膝乃足厥阴、少阴之药……生用则能去恶血。"忍冬藤味甘,性寒,归肺经,又名金银藤,能清热疏风通络止痛。郁金辛、苦,寒,归肝、胆、心经,取其解郁清热、活血止痛之用。天花粉味甘、微苦,微寒,归肺、胃经,清除痰热,生津除烦。赤芍苦,微寒,归肝经,能清热散瘀止痛。竹茹甘,微寒,归肺、胃经,甘寒性润清热化痰、润燥,一举两得。甘草益气和中,调和诸药。当归龙荟丸选自《黄帝素问宣明论方》,又名龙脑丸,备集大苦大寒之药,着重于泻实火,使从二便分消,乃攻滞降泻之剂,用治肝胆实火证。全方集疏肝理气兼活血祛瘀止痛之白蒺藜、橘核、丝瓜络、桃仁、佛手片、杜牛膝、郁金、赤芍药诸药,配伍忍冬藤、天花粉、竹茹、当归龙荟丸清化热痰兼清泻肝胆实火诸药,以甘草益气和中、调和诸药收功,以消核止痛。

14. 肺热痰中带血一例。张某,男,65 岁。脉见弦虚,痰中带血,乃肺经有热之征,后背脊作痛,恐肺叶有损,法当清养。

空沙参 15g,贝母 10g,知母 10g,紫菀茸 10g,首乌藤 24g,香青蒿 10g,莲心 6g,生鳖甲(先煎)10g,炒黑栀子 10g,浮小麦 10g,天冬 10g,麦冬 10g,茯苓 10g,茯神苓 10g,甘草 9g,鲜茅根 15g,鲜藕节 5 枚。

二诊:3 剂后患者痰血已愈,脉见弦,背痛亦轻,内热渐清,故精神亦稍振,再当清养肺部。

潞党参 12g,紫菀茸 10g,香青蒿 10g,生鳖甲(先煎)12g,茯神(朱拌)12g,茯苓(朱拌)12g,首乌藤 30g,桑寄生 18g,知母 10g,贝母

10g,天冬 10g,麦冬 10g,生百合 15g,浮小麦 24g,莲子心 6g,甘草 9g,鲜芦根 15g,鲜藕节 5 枚。

按:脉见弦虚,弦脉在此案主疼痛,为背痛的反映;虚脉一为病久体虚,二为患者痰中带血而致气血两虚。痰中带血,为肺经有热、肺络损伤;背脊作痛,先生考虑为肺叶有损,说明本病日久,且痰中带血,分析其有肺的实质性病变,首先要考虑肺结核。所谓背脊,即腰以上部位,前胸(肺位)通后背,肺叶损伤,可引起背脊疼痛。

方中空沙参甘、微寒,归肺、胃经,养肺阴、清肺热、润肺燥,益肺气。香青蒿、生鳖甲、知母是取青蒿鳖甲汤之意。鳖甲甘、咸,寒,归肝、肾经,咸寒直入阴分,滋阴退热;香青蒿苦辛而寒,归肝、胆经,其气芳香,清中有透散之力,清热透络。两药相配,滋阴清热,内清外透。知母苦、甘、寒,归肺、胃、肾经,苦寒质润,滋阴降火,助鳖甲以养阴退虚热,三药相伍滋清兼备、标本兼顾,清中有透,养阴而不恋邪,祛邪而不伤正,阴复邪去而热退。知母主入肺经而泻肺热、润肺燥,常配贝母,如《证治准绳》之二母散,用治肺热燥咳。川贝母苦、甘、微寒,归肺、心经,性寒能清泻肺热,味甘质润能润肺。紫菀茸苦、辛、甘、微温,归肺经,甘润苦泄,性温而不燥,润肺降气,配贝母可养阴润肺、化痰止咳。首乌藤味甘,入心、肝二经,能养血安神、通经活络止痛,缓解背脊作痛。栀子苦,寒,归心、肺、三焦经,炒黑能入血分而凉血止血,治疗痰中带血。浮小麦甘凉并济,能益气阴、除虚热,治疗阴虚发热、骨蒸劳热,防止汗出过多伤阴。天冬、麦冬均能养阴、润燥、清热,二药性能功用相似,常相须为用。莲子心清心安神。茯苓甘、淡、平,归心、脾、肾经,利水渗湿、健脾,药性平和,既可祛邪,又可扶正。茯神为茯苓菌核中间带有松根的部分,能宁心安神。甘草甘、平,归心、肺、脾、胃经,能补脾益气、祛痰止咳、缓急止痛、调和诸药。鲜茅根味甘性寒入血分,能清血分之热而凉血止血、清热利尿,使体内之热从小便而解,鲜者性凉,恐阴虚火旺致血热妄行而用之。生藕节清热止血而不留瘀,生用性凉,恐阴虚火旺致血热妄行而用之,防止疾病传变。

二诊痰血已愈,诸症见轻,加潞党参意为经过一诊的滋阴清热之品的治疗,阴虚内热之象已大为好转,但病久耗气伤津,且阴虚内热也耗气伤津,故用潞党参以补脾肺气、补血、生津。桑寄生补肝肾、强筋骨,治疗背脊作痛。生百合微寒,补肺阴、清肺热,养阴清心、宁心安神,常与知母、贝母等同用。鲜芦根甘、寒,归肺、胃经,能清透肺热、生津止渴。本病主要为肺阴虚之证,用药以清润为主,故用药取生者、鲜者为多,既取生品、鲜品性凉之意,又有生发之意,使清而不燥。

15. 宁肺金调肝肾法治愈肺痨一例。刘某,女,23 岁。

初诊:1953 年 12 月 6 日。

主诉:据述,西医检查有肺结核为患。但自身不觉疲乏,亦无咳嗽,只上高楼气有作喘之势,系肺有病征。经水以前尚充,近半年来量日见少,色亦不正,惟工作不感困倦,仅腹中作痛。

辨证:此乃肝脾不调所致。

治法:当从此休息,宁肺金调肝肾为治。小心将护,不宜过劳,以期服药有效。

处方:北沙参 12g,南白前 6g,大百合 12g,净百部 10g,全当归 12g,川芎片 10g,干生地 15g,赤芍药 12g,真阿胶(研后下)10g,甘枸杞 10g,陈艾叶 8g,延胡索 10g,灵磁石(先煎)15g,生甘草 6g。

二诊:12 月 13 日。服前方药 3 剂,唯觉肺部发胀,他无所苦。仍当宁肺舒气为治,小心将护,勿过劳累为要。

处方:空沙参 12g,苦桔梗 10g,苦杏仁 10g,佛手片 10g,黄郁金 6g,大百合 12g,净百部 6g,制乳香 6g,制没药 6g,当归身 12g,生白芍 15g,延胡索 10g,蕲艾梗 6g,真阿胶(研后下)6g,干藕节 5 枚。

服药 7 剂后复诊,于前方内加嫩白前 6g、生芪皮 12g、川芎片 6g,陈艾梗增至 10g。再服药 7 剂后四诊,肺已不胀,前方加天花粉 12g 以善后。

按:本案患者症状甚少,颇难辨证。当从何处着手,尚须精思。萧龙友先生从月经量少、腹痛之候,考虑肝脾不调,从上楼气喘、胸部作胀,判断其肺气不舒。所用胶艾四物汤加枸杞、磁石、百部、沙参、白前、百合及佛手、郁金等味,亦为新奇,即将养血调理之方变为宁肺理气调肝肾之药,显示了先生深厚的中医功底。

16. 清降法治愈风热喘咳一例。齐某,男,60 岁。

初诊:1952 年 8 月 30 日。

主诉:近日因感风热化痰,成为喘咳,或不能起行,亦不安卧,耳内时鸣,喉际汩汩有声。

治法:当从清降。

处方:空沙参 10g,薄荷梗 6g,西防风 6g,苦杏仁 10g,苦桔梗 10g,知母 10g,贝母 10g,半夏曲 6g,灵磁石(先煎)12g,云苓块 12g,黄郁金 10g,甘草 10g,鲜荷梗 1 尺,生姜 6g。

二诊:9 月 10 日。服前方药多剂,病去十之八九。但痰尚未尽,耳鸣未减。肝胃有热,肺气尚虚,法当从本治。

处方:南沙参 12g,苦杏仁 10g,苦桔梗 10g,天花粉 12g,嫩白前 6g,京贝母 10g,肥知母 6g,云茯苓 12g,灵磁石(先煎)12g,甘枸杞 10g,干生地 10g,生甘草 3g,生藕节 5 枚,甘菊花 6g。

按:清肃肺胃痰热,则喘咳自宁。药用清润,知其为燥热之痰。以防风、薄荷疏散风热,重在化痰,郁金能开肺金之郁,磁石善治耳鸣,故初诊后病已去十之八九,唯痰尚未尽,肺气尚虚。肝热未除,上扰清窍,耳鸣未减。故仍以前方进退。天花粉、嫩白前、茯苓清肺祛痰。知母配川贝为二母丸,生地、枸杞滋肾平肝降耳鸣,生藕节为鲜药,其有孔,清热通气。

17. 和胃导滞法治愈胃痛呃逆一例。邵某,男,63 岁。

初诊:1952 年 7 月 11 日。

主诉:食物入胃不化,呃逆时作,滞而作痛,入腹之后,其痛更剧。

辨证:此乃肝脾不和、气食两滞为患,业经月余。

治法:亟当和化,勿使成为膈证。

处方:空沙参 12g,焦冬术 10g,炒枳壳 10g,连水炒川朴 3g,黄郁金 10g,制乳香 10g,制没药 10g,沉香曲 10g,生稻芽 10g,熟稻芽 10g,佛手片 10g,焦鸡内金 10g,白蔻仁 10g,甘草梢 8g,鲜荷梗 1 尺,生荸荠 3 枚。

二诊:7 月 13 日。腹痛已愈,惟尚作呃逆,咽物下胃尚微作痛。肝胃未和,当依法再进。

处方:南沙参 12g,槟榔 10g,郁金 10g,炒枳壳 10g,焦鸡内金 10g,佛手片 10g,蔻仁 10g,六神曲 10g,炒稻芽 10g,土炒杭芍 10g,甘草 3g,鲜荷梗 1 尺。

三诊:7 月 18 日。据述,服药尚安,惟不能平睡,睡下则胃部发梗而气不通。气食两滞,均尚未化,当依法再进。

处方:空沙参 12g,姜川朴 3g,六神曲 10g,山楂 10g,五味槟榔 10g,盐砂仁 6g,青木香 6g,炒稻芽 10g,黄郁金 6g,藿香梗 6g,焦鸡内金 10g,佛手片 10g,鲜荷梗 1 尺。

四诊:7 月 22 日。药后病已轻,因劳乏忽又反复,胃部作梗而更痛。仍当从本治。

处方:空沙参 10g,苦桔梗 10g,沉香曲 10g,黄郁金 10g,广木香 6g,盐砂仁 6g,川牛膝 10g,蔻仁 3g,花槟榔 10g,首乌藤 12g,炒稻芽 10g,甘草梢 3g,鲜荷梗 1 尺。

五诊:8 月 1 日。食物入胃,仍上泛作吐,腹痛不减,入夜睡后更甚。肠脾不和,故时发时止,仍当从本治。

处方:南沙参 12g,连水炒川朴 3g,六神曲 10g,焦鸡内金 10g,佛手片 10g,生稻芽 10g,熟稻芽 10g,川黄连 5g,木香 5g,制乳香 6g,制没药 6g,盐砂仁 6g,槟榔 10g,赤芍药 10g,生荷梗 1 尺,灵磁石(先煎)12g。

六诊:8 月 4 日。各病皆轻,惟胃钝不开,宿滞不化,食物下咽,往往停蓄脘间,作胀且痛。法当从本治。

处方:空沙参 12g,黄郁金 10g,沉香曲 10g,盐砂仁 10g,麸炒枳实 6g,焦鸡内金 10g,炒稻芽 12g,大腹皮 10g,盐炒槟榔 10g,苦杏仁

10g,广木香 10g,茯苓皮 12g,佛手片 10g,干藕节 5 枚。

七诊:8 月 7 日。各病皆愈,惟尚吐痰涎,不吐则呃逆上冲难受。胃热脾湿,当从本治。

处方:南沙参 12g,焦冬术 10g,炒枳壳 10g,白蔻仁 10g,黄郁金 10g,连水炒川朴 3g,酒黄芩 10g,六神曲 10g,青竹茹 10g,槟榔 10g,盐砂仁 6g,甘草梢 6g,生荷叶一角带梗 5 寸。

按:本例气食两滞、肝脾不和,故治以和胃导滞、调和肝脾;先后虽有七诊,但治疗大法基本未变。

18. 补气行气并用治愈胃痛肝旺一例。纪某,男,37 岁。

初诊:1952 年 6 月 25 日。

主诉:患有胃病,肝气亦旺。往往胸膈偏右作痛,牵及胁肋及后背,业经年余,时发时止,或重或轻。

辨证、治法:消化力薄,肝脾不和,经日太久,法当从本治。

处方:米炒台党参 10g,土炒冬术 10g,麸炒枳壳 10g,黄郁金 10g,制乳香 10g,制没药 10g,佛手片 12g,焦鸡内金 10g,大腹皮 10g,沉香曲 10g,生稻芽 10g,熟稻芽 10g,生甘草 6g,干藕节 5 枚,鲜苇根 1 尺。

二诊:6 月 27 日。服前方药各病皆轻,胃痛虽未减,然气已不四窜。消化力仍薄,当依上法加减再进。

处方:台党参 10g,炒枳壳 6g,盐砂仁 6g,黄郁金 6g,生稻芽 10g,熟稻芽 10g,焦鸡内金 10g,佛手片 10g,大腹皮 8g,沉香曲 10g,广木香 6g,生甘草 10g,生荸荠(捣)5 枚。

服此方药 3 剂复诊,胃不痛,食渐能消化。原方去郁金、木香,加槟榔 10g、泽泻 10g、云茯苓 12g 以善后。

按:胃痛肝旺,用参、术补气,似与"痛无补法"之论相悖,但所配郁金、乳香、没药、佛手、枳壳、腹皮、沉香,均为流动之品。补气与行气之药相伍,则行气无耗伤之意,补气无气滞之忧,可见其用意之深也。

19. 以气血双补、活血理气为主治愈关节痛一例。韩某,女,27 岁。

初诊:1953 年 1 月 29 日。

主诉:两手关节作痛,两膝盖亦痛,周身无力,而喉际发痒直达胸骨下,均难受。月经如期,但块尚多,腰腹有时亦痛。

辨证:素体阴虚,故肝气易动而脾肾两亏。

治法:当从本治,小心将护。不易速效,因病沉久故也。

处方:台党参 10g,全当归 12g,小川芎 10g,桑寄生 12g,制乳香 10g,没药 10g,补骨脂 10g,黄郁金 6g,骨碎补 10g,川牛膝 10g,赤白芍药各 10g,川贝母 10g,苦杏仁 10g,干地黄 12g,砂仁 5g,生甘草 3g,干藕节 3 枚。

复诊:2 月 1 日。各症皆轻,原方加透骨草 12g,真松节 12g,广木香 6g。

按:本例患者肝气郁滞、脾肾两亏,与一般痹证患者有所不同,故治以气血双补、活血理气为法。案中杏仁、贝母乃为喉痒而设也。

20. 以健脾固肾治本为主治愈腹泻伴肝风内动一例。陆某,男,52 岁。

初诊:1952 年 8 月 2 日。

主诉:溏泻已月余,色先黑后黄,腹鸣一痛则泻,日夜行五次不等,并无红白,但有不消化之物。

辨证、治法:此乃脾湿肾虚之故,延日已久,当从本治。

处方:台党参 10g,焦冬术 6g,炒枳壳 5g,赤白芍药各 10g,大腹皮 10g,焦鸡内金 10g,佛手片 10g,金毛狗脊 10g,芡实 12g,怀山药 12g,生薏苡仁 12g,熟薏苡仁 12g,炙甘草 6g,生藕节 8g,大枣 3 枚,陈仓米(微炒)1 勺。

二诊:8 月 4 日。服上方药,腹泻次数已减,肢体亦和,仅腹尚痛耳。当依法加减。

处方:米炒党参 10g,炒白术 6g,炒枳壳 8g,桑寄生 12g,生稻芽

10g,熟稻芽 10g,焦鸡内金 10g,佛手片 10g,盐杜仲 10g,盐泽泻 10g,生甘草 6g,生藕节 5 枚。

三诊:8 月 12 日。素体肝阳太旺、脾肾两虚,故头时发眩而作声,溏泻日行二三次不等。粪色黑多黄少,当属内热为患,仍从本治。

处方:台党参 12g,珍珠母(先煎)30g,真龙齿(先煎)18g,沉香曲 10g,生薏苡仁 10g,熟薏苡仁 10g,芡实米 12g,炒扁豆 12g,生稻芽 10g,熟稻芽 10g,灵磁石(先煎)15g,全大腹皮 10g,川牛膝 6g,甘草 6g,生白芍 12g,炒陈仓米 10g。

四诊:8 月 14 日。头昏大减,大便色已变黄,惟作溏恭日行一二次。内热已轻,肝脾未和,当从本治。

处方:台党参 10g,炒冬术 8g,炒枳壳 10g,芡实米 12g,灵磁石(先煎)12g,生薏苡仁 10g,熟薏米各 10g,怀山药 12g,扁豆衣 12g,盐炒砂仁 6g,大腹皮 6g,茯苓块 10g,甘草 6g,陈仓米 10g。

五诊:8 月 16 日。服上方药尚安,惟腹中仍作坠痛,日夜尚泻二三次,中有不消化之物。中气略虚,当调理肠脾,兼和肺胃以为治。

处方:生黄芪 10g,米炒党参 10g,土炒白术 10g,炒枳壳 6g,生稻芽 10g,熟稻芽 10g,焦鸡内金 10g,佛手片 10g,大腹皮 6g,炒白扁豆 12g,芡实米 12g,炒枣 3 枚,甘草 6g,赤白芍药各 10g,陈仓米 10g。。

六诊:8 月 19 日。腹泻虽止,脉见弦虚,血压极高。乃湿热上攻为患,热极恐成风,亟当从清降。

处方:生芪炭 10g,生珍珠(先煎)30g,生左牡蛎(先煎)24g,炒栀子 10g,真龙齿(先煎)20g,灵磁石(先煎)15g,首乌藤 12g,粉丹皮 10g,川牛膝 10g,盐泽泻 10g,甘草梢 10g,赤白芍药各 10g,陈仓米 6g,鲜荷叶一角带梗 5 寸。

七诊:8 月 21 日。头部偏右间或作痛,心烦而躁。内热太重,法当凉降。

处方:九孔石决明(生、先煎)30g,忍冬藤 12g,生栀子 10g,生石膏(先煎)15g,粉丹皮 10g,苦杏仁 10g,灵磁石(先煎)12g,空连翘

10g, 盐黄芩 6g, 盐黄柏 6g, 知母 10g, 贝母 10g, 赤芍药 12g, 生甘草 8g, 鲜茅根 4g, 鲜荷梗 1 尺。

八诊:8 月 23 日。后脑偏右仍发沉,间亦作抽搐,此乃热邪上攻,有化风之象。心烦虽止而腹仍作痛作溏,内有不消化之物。法当标本兼治。

处方:首乌藤 30g, 香白芷 10g, 白蒺藜 10g, 西防风 6g, 忍冬藤 15g, 杜牛膝 10g, 生栀子 10g, 粉丹皮 10g, 炒稻芽 12g, 炒扁豆 12g, 六曲块 10g, 酒黄芩 6g, 甘草梢 6g, 鲜藕节 5 枚。

九诊:8 月 25 日。服药后各病皆轻,惟头额阵阵发昏;内热未尽,仍有上攻之象。法当从清养。

处方:空沙参 12g, 蔓荆子 6g, 西秦艽 6g, 川牛膝 10g, 炒栀子 10g, 粉丹皮 10g, 酒黄芩 10g, 首乌藤 24g, 赤茯苓 10g, 赤芍药 10g, 细生地 12g, 炒稻芽 10g, 甘草梢 8g, 生荷梗 1 尺。

十诊:8 月 28 日。病愈八九,惟余邪未尽,尚攻头部发昏。法当善后。

处方:南沙参 12g, 香白芷 10g, 首乌藤 24g, 黄郁金 10g, 川牛膝 10g, 桑寄生 12g, 忍冬藤 12g, 赤茯苓 10g, 赤芍药各 10g, 炒栀子 10g, 酒黄芩 6g, 大腹皮 10g, 生甘草 6g, 生藕节 5 枚。

按:本例腹泻伴肝风内动,先从脾肾论治腹泻,后从肝脾论治肝风内动。湿热病机在其中,不用通常清化湿热法,而以健脾固肾法治本为主,这是本案的治疗特点。

21. 标本兼顾、随机活变治愈痞块一例。刘某,男,40 岁。

初诊:1952 年 7 月 31 日。

主诉:小腹内有块已多年,并不为害。近因动气、食物不合,致大小便不畅。曾经医治,大便虽通但不畅,反觉心跳发热,小溲更觉不畅。

辨证、治法:此气食两滞、寒热混杂之病,新旧并发,以标本兼治。

处方:空沙参 12g, 藿梗 6g, 苦黄郁金 6g, 大腹皮 10g, 沉香曲 6g,

连水炒川朴 6g,焦鸡内金 3g,茯苓皮 12g,车前子 10g,炒扁豆衣 10g,焦冬术 6g,甘草梢 10g,鲜荷叶一角带梗 6 寸。

二诊:8 月 22 日。素有胃病而肝旺肾虚,故动气则绕腹右转向下小腹胀痛。食物下胃,停滞不消,呃逆大作。病根已深,宜小心将护。

处方:台党参 12g,黄郁金 10g,沉香曲 10g,葶苈子 10g,大腹皮 10g,金毛狗脊(去毛)12g,茯苓皮 12g,广木香 6g,焦鸡内金 10g,佛手片 10g,生稻芽 10g,熟稻芽 10g,甘草梢 10g,生藕节 5 枚,大枣 3 枚。

三诊:8 月 24 日。胃纳略能消化,但食后往往上泛,腹中仍汩汩有声,按脐下痛处则思小便。脾肾两虚,寒湿未化,仍当从本治。

处方:台党参 12g,焦冬术 6g,朱茯神 10g,黄郁金 10g,大桂枝 10g,炒白芍 12g,厚附片 10g,广木香 10g,制香附 6g,金毛狗脊(去毛)10g,佛手片 10g,焦鸡内金 10g,冬瓜皮 15g,苦葶苈 6g,大枣 2 枚。

四诊:8 月 26 日。服药尚安,痞块有化解之势,惟腹尚作痛,痛时遗溺少许则安。此乃湿热内夹为患,恐系寒邪所化,仍当从本治(据述,近日来头昏流清涕,体温增高,当属感冒)。

处方:台党参 10g,藿梗 10g,苦杏仁 10g,黄郁金 10g,厚附片 10g,狗脊(去毛)10g,车前子 12g,冬瓜皮 15g,沉香曲 10g,酒黄芩 6g,酒黄柏 6g,茯苓块 12g,甘草梢 10g,苦葶苈 10g,大枣 3 枚。

五诊(无日期记载):近日因感风化热,咳嗽吐黄痰,两胁仍胀痛,腹中亦难受,得虚恭始安。法当标本兼治。

处方:北沙参 12g,薄荷梗 10g,苦杏仁 10g,知母 10g,贝母 10g,制乳香 10g,制没药 6g,茯苓皮 12g,冬瓜皮 15g,大腹皮 10g,苦葶苈 10g,苦桔梗 10g,黄郁金 10g,甘草 10g,生藕节 5 枚,大枣 3 枚。

六诊:8 月 31 日。据述,服药后胸次胀闷,小腹发凉,包块作跳,小溲因腹痛而其量甚少。肾部虚寒,心经有热,寒热相搏,故心跳而肾空疼。当从本治。

处方:台党参 12g,甘枸杞 12g,瞿麦 10g,萹蓄 10g,厚附片 10g,大桂枝 12g,生杭芍 10g,朱枣仁 10g,抱木茯神 12g,黄郁金 10g,灵磁石(先煎)12g,甘草梢 10g,带心莲子 15 枚。

七诊:9 月 6 日。服前方药后病已痊愈,近因动气停食,胸次连腹又觉胀痛,包块跳动不安,两胁肋亦现膜胀。先治标病,再议固本。

处方:空沙参 10g,黄郁金 10g,焦鸡内金 10g,佛手片 10g,老苏梗 6g,苦杏仁 10g,制乳香 10g,没药 10g,冬瓜皮 15g,冬瓜仁各 15g,丝瓜络 10g,云茯苓 12g,炒稻芽 10g,沉香曲 10g,生荷梗 1 尺,甘草梢 6g。

按:本例证候多变,故前后七诊标本相移,治法多变。每诊必消补并举,是因其有肝气不舒、胃气不降、脾肾两虚之故也。

以上几例医案,可窥见先生学术思想之一斑。每案不用沙参即用党参。盖沙参补五脏之阴,党参补气而不峻,先生如此用药,说明善于抓住虚的病机。疾病之发生,皆由于正虚,诚如《黄帝内经》所讲的其气不虚,邪不可干。故常用扶正之党参、沙参,这是治本之举也。因早用补药往往有壅滞、滋腻之弊,故临床上不少医家主张后期用补。先生根据患者的具体情况,早期投用沙参或党参,并无壅滞之害,其理安在? 细阅先生医案,知其配对有道,多伍以行气化滞之味,故补其正虚之本而不碍邪实之标,如此则扶正可以祛邪。

(二)萧龙友学术思想及临床经验之总结

1. 治虚老之人

先生常语余云:"三春草旱,得雨即荣,残腊枯枝,虽灌而弗泽,故对象不同即须作不同之措施,然又须顾及同中有异,异中有同。"兹举医案二则,以窥见其中之奥妙。

如逾百高龄之某老僧案:脉弦而微数,舌苔中厚黄垢,主有内热为患。据述,头昏眼干耳闭,右胁气窜左痛,眠后更甚,中脘胀闷,食物不甘,曾患肋膜炎之症,其根未除又患伤寒,气血两伤,当从本治。方用:南沙参四钱,生百合四钱,粉丹皮三钱,炒栀子三钱,沉香曲三钱,茯苓皮四钱,炒稻芽三钱,制乳香、没药各三钱,粉甘草二钱,生藕节五枚。

二诊：药后病无出入，良由久居水湿之地，水气深入脏腑，肺叶作胀，肝气不舒，因之中气亦短，说话吃力，非多服数剂不易霍然也，疏方照服，得效再议。方用：生箭芪四钱，台党参四钱，焦冬术三钱，郁金三钱，制乳香、没药各二钱，苦葶苈三钱，茯苓皮四钱，霍石斛（先煎）四钱，川贝母三钱，炒扁豆四钱，盐砂仁二钱，炙甘草三钱，大红枣三枚，生藕节五枚。

三诊：服前方中气稍舒，但说话过多仍觉短促，肺仍作胀，仍当以导水理气为治。方用：生箭芪五钱，台党参四钱，佛手花三钱，茯苓皮五钱，制乳香、没药各三钱，桑寄生五钱，苦葶苈三钱，霍石斛（先煎）五钱，宣木瓜四钱，于潜术（泔浸）三钱，冬瓜仁三钱，郁金三钱，甘草梢三钱，大红枣三枚，生藕节五枚。

四诊：脉见弦洪，口舌发干少津液，胸沉闷不舒，肺部偏右仍胀，胃纳不佳，眠亦不酣，此因昨日劳乏太过，老则生疾，致有此候，兼有外感，法当标本兼治。方用北沙参四钱，天花粉四钱，桑寄生四钱，首乌藤八钱，天冬、麦冬各三钱，苦葶苈二钱，郁金三钱，白蒺藜（去刺）三钱，冬桑叶三钱，抱木茯神四钱，知母、贝母各三钱，蔓荆子二钱，大红枣三枚，生藕节五枚。

五诊：脉仍见弦洪，身发寒热，手足心热更甚，仍肝邪为患，胸闷不舒，中气亦短，眠仍不熟，二便尚调。内热更甚，外感寒邪，又因前数日过于劳乏，未能安养之故，致成此候，肺仍觉胀，仍当标本兼治。方用：台党参三钱，生、老箭芪各三钱，薄荷梗三钱，郁金三钱，川贝母三钱，炒栀子三钱，盐砂仁三钱，抱木茯神四钱，冬瓜皮五钱，西秦艽二钱，佛手片三钱，焦鸡内金三钱，苦葶苈二钱，粉丹皮三钱，大红枣五枚，生藕节五枚。

六诊：药后寒热已止，脉仍弦洪，肝邪尚甚，有木侮土之势，故胸次仍闷，中气不舒，口舌发干，食物消化力薄，二便尚调，唯肋间尚有微痛，法当以和肝调气为治。方用：生黄芪四钱，台党参三钱，朱茯神四钱,川贝母三钱,制乳香、没药各三钱,郁金三钱,霍石斛(先煎)四钱,佛手片三钱,大生地(砂仁二钱研拌)四钱,大麦冬三钱,冬瓜仁皮各四钱,甘草梢二钱,带心莲子十五粒。

七诊:脉仍弦洪,内热尚甚,肝郁火旺,克制脾胃,故口中干渴,不甘饮食,连日劳乏太过,宜静摄修养,不可会客谈话,否则会致伤中气也。方用:生黄芪五钱,台党参四钱,郁金三钱,朱茯神三钱,佛手片三钱,焦鸡内金三钱,盐砂仁二钱,制乳香、没药各二钱,冬瓜仁六钱,丝瓜络三钱,天冬、麦冬各三钱,天花粉四钱,生甘草二钱,生梨皮一具。

八诊:脉较昨日洪象略减,但仍弦耳,肝热尚重,故夜眠不安,胃纳尚钝,气郁不舒,仍当从本治。方用:北沙参四钱,天冬、麦冬各三钱,郁金二钱,朱茯神三钱,冬瓜仁、皮各四钱,炒栀子二钱,制乳香、没药各三钱,盐砂仁三钱,鸡内金三钱,生、熟稻芽各三钱,首乌藤八钱,生杭芍四钱,生藕节五枚,生梨皮一具。

九诊:服前方郁气略开,但肝火太甚,克制脾土,致胃纳极钝,口干少津液,气坠而大便不易下,小溲尚清,当以扶脾和肝为治。方用:南沙参四钱,霍石斛(先煎)四钱,首乌藤五钱,淡苁蓉四钱,火麻仁四钱,杭白芍三钱,玄参心(盐炒)三钱,天花粉三钱,朱茯神三钱,沉香曲三钱,胆草炭五分,郁金三钱,盐砂仁三钱,生甘草二钱。

服一剂又诊,大便已调,他无变化,原方减火麻仁,加细生地四钱,炒枳壳一钱,焦冬术二钱,甘枸杞三钱。再进。

十一诊:诸恙尚愈,脉息渐调,夜眠尚安,二便尚调,唯肝邪尚甚,故两胁有时尚作微痛,口干舌黄,胃纳未复,中气仍不接,法当以清肝养胃为治。方用:生箭芪四钱,台党参三钱,焦冬术三钱,郁金三钱,抱木茯神四钱,鲜石斛五钱,杭白芍五钱,天冬、麦冬各三钱,沉香曲三钱,炒稻芽四钱,焦鸡内金三钱,冬瓜仁七钱,生地黄(砂仁二钱研拌)五钱,制乳香、没药各三钱,生甘草二钱。

前方服药一剂后,胃部略舒,夜眠亦安,唯肝邪尚甚,两胁有时仍作微痛,原方减焦鸡内金、沉香曲、炒稻芽,加田七三钱、当归须四钱、广陈皮三钱,再进。

十二诊:脉息渐调,胃纳渐开,胁痛已减,但稍作胀,仍当以和肝养肺为治。方用:台党参四钱,土炒于术三钱,炙箭芪六钱,甜葶苈三钱,抱木茯神四钱,炒枳壳二钱,田三七三钱,鲜石斛(先煎)四钱,生藕节五枚,大红枣三枚。

十三诊:心气尚弱,不时微喘,劳火太甚,法当清养,拟以参麦饮代茶常服可也。西洋参一钱,连心麦冬七分,五味子三分,三味隔水蒸服。

服参脉饮数日,诸恙均减,劳乏则气短胁痛,仍以丸剂投之,常服调理。

吉林野山参一两,于潜术(土炒)七钱,炙箭芪一两,制乳香、没药各五钱,田三七六钱,大生地(砂仁二钱研拌)一两,甜葶苈五钱,抱木茯神一两,郁金七钱,南枣肉八钱,真血竭五钱,炒栀子七钱,山萸肉七钱,生、熟稻芽各一两,桂圆肉八钱,粉丹皮六钱,生甘草五钱。

上药选配道地,如法炮制,共研细末,炼蜜为丸,如梧桐子大,每日早、晚各服四十粒,淡盐水送下,如遇感冒暂停。

先生治老年病常作譬喻云:"衣料之质地原坚,惜用之太久,虽用者加倍爱护,终以久经风日,饱历霜雪,其脆朽也必然,若仅见其表面之污垢,而忘其穿着之太久,仍以碱水浸之,木板搓之,未有不立时破碎者,若仔细周密,以清水小掇轻浣,宿垢虽不必尽去,但晾干之后,能使人有出新之感,由此可更使其寿命增长,其质地非惟无损,且益加坚。"观先生用药,俱从此旨出发,不加攻伐,避免汗吐下,而以调理清养,立法处方,且往往使用一二鲜品,盖取其有生发之意耳。

2. 育阴培木法

先生调理虚证,多采育阴培木之法,然亦择其可育可培者施之。尝诫及门人曰:"若投药失宜,治之失所,以致滋腻不化,又能得相反之效果。"故每语余曰:"欲投育阴培木之剂,必先观其条件如何,设病宜投而有一二征象不便投,又必须先除其障碍,或为其创造条件,若果时不我与,则于育阴培木之中,酌加香化运中之药,如陈皮、郁金、枳壳、沉香、焦曲、鸡内金之类。"先生每用地黄,多遵古法以砂仁拌之,使其阴中有阳,静中有动,泥而不着,行而不滞。

3. 注意形态并重

先生调理慢性病症,特别注意病者之五志七情,故处方中多加入合欢花、橘子络等,调其情志、舒其郁结。其忧思过甚者,则投香附;其善恐易惊者,则又使用镇定之剂,如磁石、茯神等。如治左某,女,29 岁。脑眩心恍,周身疲乏无力,手足心发热,纯属血虚为患,神经失养。方用:潞党参四钱,抱木茯神四钱,柏子仁四钱,何首乌(土炒)四钱,干生地六钱,灵磁石(先煎)五钱,焦栀子四钱,真阿胶(烊化后入)四钱,西当归头四钱,朱枣仁四钱,合欢花四钱,桑寄生五钱。

4. 治虚损应防其过中

虚怯之证,过中者不治,古有明训。先生于此点,再三致意,故治损证,每多收满意之效果。时贤治痨,多着眼于肺肾,先生则于肺肾之外尤重于脾,尝云:"得谷者昌,若致土败,虽卢扁复生,亦难为力矣。"故补脾则用党参、山药、白术、莲肉;运中则用扁豆、薏米;纳谷不甘则用谷麦芽。益胃者则投石斛、麦冬、金樱子等。如治鲁某,男,43 岁。据述,服药尚安,惟病经二十年,主在脾肾两经,往往大便坠逼,时有败精少许外出,出后反觉舒适,此乃膀胱有热为患,仍当从本治,疏方随时酌服可也。方用:生箭芪五钱,潞党参四钱,骨碎补四钱,知母三钱,土炒苍术、白术各二钱,干地黄五钱,盐炒黄芩、黄柏各二钱,朱茯神四钱,金毛狗脊(去毛)四钱,杞子二钱,杭菊花三钱,芡实米五钱,怀山药五钱,炙甘草三钱,生藕节二枚。又如治李某,女,47岁。据述,七日前曾吐血数口,痰中多乌丝,近又全无,惟头部发昏,腰部麻胀,入夜更甚,带下极多,经水逾期未行,内热甚重,当从本治。方用:北沙参四钱,桑寄生五钱,银花藤四钱,连翘三钱,炒栀子三钱,川牛膝三钱,盐杜仲三钱,粉丹皮三钱,茯神四钱,芡实米四钱,怀山药四钱,白果肉八钱,生甘草二钱,生藕节五枚。凡此症情之病,延及脾气衰败时,先从健脾入手,以防过中不治。

以上萧龙友的这些脉案,均是他用墨笔写于宣纸的第一手材料,大多是为家人、邻居、亲朋好友医病简单写出的脉案方书。其中多数处方留在患者手中,少数留在萧家。整理出来的这些脉案,是我的母亲视为珍宝保留下来的,现挑选出来若干例予以发表。整理者结合多年来研究萧龙友的学术思想、用药习性作按语,目的是便于读者较为便捷地了解萧龙友的医学经验。因为病例不系统,欠完整,故不可能完整地反映萧龙友治疗疾病的全过程及详细的辨证论治经验和用药体会。限于笔者的国学国医水平与萧龙友先生差之甚远,故不可能完全表达萧龙友立法用药的原意,但确实努力钻研,深入地体会他的用药寓意,尽力加以释义,不妥处还请前辈及同仁指正。

尽管如此,从脉案中还是可以了解萧龙友辨证施治的思想,可以看出脉案简而明,小而精,用药精炼准确、有独到之处,每案有主症或舌脉,有辨证有用法。还可以看出,他虽是一代大儒医,处方中很少用那些大滋大补或价格昂贵之品,值得今人借鉴。

三、验　　方

1. 蒿虫散

系用青蒿虫 7 条,朱砂、轻粉各 1 分同研成末,用末擦在乳头上,与儿服。如婴儿初吃乳时,即与之服,将来出痘麻也稀少,或可以不出,而胎毒自解。即不吃乳之儿有病,亦可用少许冲白糖水服,胜服一切儿科药也。

2. 治胃病方

苍术 60g,白术 60g(米泔水浸透阴干),枳实 15g,枳壳 15g(黄连水浸透阴干),焦鸡内金 30g,川厚朴 18g(用上品姜汁浸透阴干),生稻芽 15g,熟稻芽 15g,西砂仁 15g(木香水浸透阴干),上药共研细末,加食盐 21g,再研细调匀,贮入瓶内。每饭后服一小勺,白水送下。

3. 治痰喘秘方(金瓜膏)

冬至日,用南瓜(又名金瓜、北瓜)五六个如饭盒大小,连皮切碎,去籽置铜锅内煮烂,用布滤清,取汁再入铜锅放炭火上,并须和麦芽糖三斤,入锅搅匀,同熬成膏。俟火候炖熟,再加生姜汁半酒杯,略熬片刻,一同收膏,膏量约为五六大饭盒,方足服用。

服法:自冬至起,每晚临睡时用一汤勺,开水冲服,至九九尽为止(计 81 日),不可间断 1 天。次年如法再服,至多 3 年即可除根,男女老幼均可服用。

4. 治吐血验方

第一方:肉桂 2.4g(用上品),川郁金 2.4g,当归 2.1g,桔梗 2.1g,枳壳 2.1g,大黄(酒煮)2.4g,厚朴(姜汁炒)2.4g,紫苏(炒研)2.4g。不用引,水 2 盅,煎 6 分,加童便半盏、姜汁 2 茶匙,服 2 剂接服后方。

第二方:川断 6g,麦冬 6g,远志 1.8g,丹参 2.1g,茯神 2.1g,山药 1.2g,赤芍 2.1g,益母草 0.9g,川贝(去心另研末冲服)6g。不用引,水 2 盅,煎 1 盅,二煎再煎 8 分,服 10 剂。

5. 治周身无毛法当养血方

台党参 24g,于术 21g,全当归 30g,阿胶(炒珠)30g,大熟地(砂仁 6g 研拌)30g,山萸肉(去核)24g,枸杞 24g,女贞子 21g,白芍 24g,抱木茯神 24g,狗脊(去毛)21g,川芎 18g,补骨脂 24g,骨碎补 24g,肉苁蓉 21g,益智仁 24g,巴戟天 24g,天冬 21g,酸枣仁 21g,桑椹子 21g,沙苑蒺藜 24g,炙龟板 21g,炙鳖甲 24g,炙甘草 18g。

共拣上品药材,如法炮制,炼蜜为丸如梧桐子大,每日早、晚各服 40 粒,一日共 80 粒,白水或淡盐水送下均可。总以发生为有效,或周身毫毛能生更好。

6. 治痄腮方

连翘 6g,紫草 4.5g,鲜枇杷叶 9g,金银花(连藤)9g,象贝母(去心)12g,夏枯草 4.5g,赤芍 4.5g,枳实(打)1.5g,桔梗 1.5g,山慈菇 9g(打),

鲜橙子皮 9g,家苏子 4.5g,白芥子 1.5g。水煎内服,外用青黛、香油调敷。

7. 治子宫癌方

赤小豆 12g,生栀子 9g,细生地 18g,白通草 6g,赤芍 9g,儿参心 12g,鲜石斛 12g,带皮苓块 12g,草梢 6g,朱灯心 9g。

用此方治疗子宫癌,1937 年一位 47 岁患者,经协和医院镭电化疗无效后,服此方愈。

8. 治小儿伤食

(炒煳的馒头块)

小儿伤食,用水煮炒煳的馒头和米饭,吃煳米稀饭,很快就好。

9. 固肾小验方

(莲子芡实粥)

萧龙友饮食非常清淡,最常就是喝粥,配一点湖南水豆豉和青菜。他的粥里经常加些药食两用的食物,比如芡实和莲子。夏天就熬些荷叶等,随季节而变。

10. 养胃验方

(鸡内金、佛手)

萧龙友很重视脾胃的调养,他几乎饭后都会服用一小勺由鸡内金和佛手打成的粉末(称佛金散),有助消化理气。

11. 巧用沙参

萧龙友常说"人命至重,有贵千金",所以他遣方用药都非常谨慎。人参是补益之品,但是它性温燥热,功效峻猛,如果不是患者体质虚弱到极点或生命垂危,他一般不会用人参,而是用功效温和、补而不燥的沙参来代替。这也符合萧龙友一直主张的老年病或慢性病需要用"清养"之法来调理,讲求在补的同时也要润燥、滋阴。体现了其临证治病的重要思想——平淡轻灵。

12. 多用鲜药

萧龙友常用的鲜药有:生姜、荸荠、梨皮、生地、桂圆、芦根、茅根、薄荷、佩兰、石斛等。

鲜生姜

姜分为干姜和生姜。干姜为姜之母根,晒干后入药;生姜则为子姜,晒干后名干生姜。萧龙友临证使用姜时均做细致区分,有时单用生姜,有时注明鲜生姜,有时用老干姜,有时有干生姜。当患者出现外感风寒或脾胃寒湿急需升发时,萧龙友喜用鲜生姜,必要时会与干姜同方使用,如萧龙友医案"喘证"门记述一则病案。关某,男性,15 岁。"据述素患咳嗽之疾病,业经三年,秋深感寒而发,不能倚息,喉中有痰声",初诊方中用鲜生姜,二诊时守方再加干生姜、北细辛,以加强化饮之力。萧龙友鲜生姜常用量为一片至三片,习惯配大枣3 枚。

生姜可以化水饮、发散风寒,如《药性论》云:"生姜,味辛、辣,大热。通畅神明,辟疫疠,且助升发之气,能祛风邪……伤风小恙何必用桂枝,用生姜三钱,捣碎,加薄荷二钱,滚水冲服,邪即时解散。"鲜生姜汁水充沛,散寒解表之力更强。萧龙友诊治此案患者,为咳喘宿疾被风寒诱发,故初诊用鲜生姜以解散外寒,二诊加干生姜、北细辛以温化伏饮宿疾。经治疗后"喘已减轻,惟鼻涕尚多……痰亦多而黄,兼有沫子",考虑"此乃感风化热所致",因寒邪已经外散,故三诊以后不再用鲜生姜,但使用干姜、细辛、半夏、五味子之类温化伏饮之品。

生荸荠

荸荠在《本草纲目》名乌芋,李时珍云:"吴人以沃田种之,三月下种,霜后苗苦,冬春掘收为果,生食、煮食甚良。"生荸荠是萧龙友医案中出现频次较高的一味鲜药,余还记得每年荸荠上市时,萧龙友多令家人买予家中小儿食用。据笔者研习萧龙友医案,生荸荠在胃部不适兼有食滞时多用,如萧龙友医案"胃病"门收录一案例。纪某,男性,37 岁。"素有胃病,肝气亦旺,往往胸膈偏右作痛,牵及胁肋及后背作痛",初诊予米炒台党参、土炒白术、麸炒枳壳、黄郁金、制乳香、制没药、佛手片、焦鸡内金、大腹皮、沉香曲、生稻芽、熟稻芽、生甘草、干藕节、鲜苇茎,服用 2 剂后,仅余胃痛、食物消化力弱,余症皆减。二诊去土炒白术,加入盐砂仁、广木香,去干藕节、鲜苇茎,加生荸荠五枚,服用 3 剂后胃已不痛,食物渐能消化。

萧龙友此案,二诊时加入香附、砂仁以理气和胃止痛,然香附、砂仁香燥辛散,于寒湿致胃痛者最相宜,于肝气犯胃而痛者则易加重阴伤而使肝气更旺,妙在加入生荸荠五枚则可避免此弊。生荸荠性甘凉养胃阴却不碍胃纳,反而具有消食导滞之功效。萧龙友生荸荠用量为三至五枚,用法为捣碎入群药中煎煮。

鲜荷叶、鲜荷梗

荷叶苦平无毒,李时珍认为其能"生发元气,裨助脾胃,涩滑精,散瘀血,消水肿痈肿,发痘疮,治吐血、咯血、衄血、下血、溺血、血淋、崩中、产后恶血、损伤败血"。在《随息居饮食谱》记述荷梗功效:"通气舒筋,升津止渴,霜后采者,清热止盗汗,行水愈崩淋。"萧龙友医案中经常使用鲜荷叶或者鲜荷梗。凡就诊时间在 6~8 月,有小便赤涩、大便不畅等湿热内蕴清浊相混表现者则用之。

如"月经不调"门有一案,宁女,31 岁。1952 年 7 月 4 日初诊。"脉不和畅,据述癸事一直不调,数月一行,业经两年,此次更月余未至,呃逆干呕,有时吐苦水,其色黄,大便干结,小溲黄短",考虑内热极重,当标本兼治。初诊方中即用六一散四钱分冲、鲜荷叶一角带梗五寸;二诊方中予六一散四钱冲服,鲜荷梗一尺;三诊时"小溲已清",予甘草梢二钱、鲜荷叶一角带梗五寸;后续三诊亦用到荷叶、荷梗。

荷出淤泥而不染,且水珠滴于荷叶滚动而不沾黏,其最能化别清浊。夏日取荷叶、荷梗鲜品极为方便。萧龙友使用荷叶、荷梗鲜品之经验值得推广,其鲜荷叶用量常为一角,约四分之一张,鲜荷梗多用一尺。

鲜莲子

莲子有健脾补肾之功效,入药多去莲子心,称为莲子肉。对于莲子鲜品很少有入药的记载。而萧龙友临证常用到带心鲜莲子,如萧龙友医案"眩晕"门一案。陈女,48 岁,1952 年 7 月 11 日就诊。"脉见沉数,据述头部昏眩,偏左耳鸣,心跳时作,肢体酸痛,食物不和则吐所食之物及酸苦水。肝邪太甚,病已数年,近因又感暑热,便干溲黄,旧病更甚,法当标本兼治,小心将护"。其中二诊、四诊、六诊、七诊都用到带心莲子 15 粒。至八诊时已治疗 1 个月,脉案记载"服药多帖,病仍未大减",此次处方思路亦是养血平肝,不过改用鲜莲子带心十九粒,服用 3 剂药后尚安,又服 10 剂,诸症皆减,嘱以原方 3 倍剂量制成蜜丸常服。

患者就诊时间为 8 月份,正是莲子鲜品时节,李时珍云"六七月采嫩者,生食脆美",萧龙友使用新鲜的带心莲子 19 粒,鲜莲子心清火交通心肾之力更强,故能十余剂而取大效。莲子带心之用法,在《药性通考》有论述,"世人谓食莲子不宜食心,恐成卒暴霍乱,不知莲子去心全无功效,其妙全在于心,不特止产后消渴也,其心清心火又清肾火,二火炎则心肾不交,二火清则心肾自合……故用莲子而去心,则神不能养,而志不能定,精泄不能止,而腰痛不能除矣"。另外,傅山之《傅青主女科》亦多用带心莲子。

鲜石斛

石斛,《神农本草经》记载主治"伤中,除痹下气,补五脏虚劳羸瘦,强阴益精。久服,厚肠胃"。李时珍认为此物"气平,味甘、淡、微咸,阴中之阳,降也。乃足太阴脾、足少阴右肾之药"。鲜石斛亦是萧龙友临证常用鲜药之一。萧龙友治疗一例 113 岁患者,胸膜炎、肠伤寒初愈,又旅途劳顿感受风寒,病情复杂,在治疗过程中患者又因社会事务烦扰劳形劳神,九诊时"胃纳呆钝,口干少津液,食欲不旺",处方中使用霍石斛四钱,十诊时复加入细生地黄四钱,十一诊时改善仍不明显,改用鲜石斛四钱,服用 1 剂,十二诊即觉胃部舒适。

石斛为养阴填精之品,鲜品与干品相比汁液稠厚,嚼之可尽化为黏腻汁液而无丝毫渣滓,其养阴填精之力更强。此案患者十诊时因胃阴不足,纳少不化,先后加用石斛干品及细生地黄,疗效皆不明显,后来改用鲜石斛后即取得显著疗效。鲜石斛的常用量为四钱。

另外,鲜石斛采收时间是农历七八月,但萧龙友医案中二三月间就诊者也有使用鲜石斛之记录,说明民国时期的鲜药保存技术可见一斑。

鲜茅根

茅根为临床常用药物,苏颂在《本草图经》记载茅根"处处有之,春生芽,布地如针,俗谓之茅针,亦可啖,甚益小儿"。李时珍对茅根有高度评价:"白茅根甘,能除伏热,利小便,故能止诸血哕逆喘急消渴,治黄疸水肿,乃良物也。世人因微而忽之,惟事苦寒之剂,致伤冲和之气,乌足知此哉?"

萧龙友临证用药轻灵,鲜茅根是其临证常用鲜药,用于肺胃郁热兼有出血表现者,如咯血、痰中带血、便血、溺血等,子宫肿瘤导致的阴道出血,也会使用鲜茅根,出血量多势急则用量极大。如病患张某,男,46岁,"头部昏眩,精神萎靡,大便下血,已逾5个月,临圊(厕)脐腹隐隐作痛,肠鸣时作,近数日胸次作痛,口干而不引饮",服药1个月,三诊时腹痛便血未减,遂将鲜茅根用量加至二两,服药多剂后诸症均有所改善。

鲜药的使用有非常悠久的历史,考张仲景《伤寒杂病论》即有多处使用鲜药,如百合地黄汤用生地黄汁,治食郁肉漏脯中毒方用生韭汁。且笔者认为张仲景所云生品即是鲜品,如地黄干品有专名叫"干地黄",再如"附子大者一枚,生,去皮,破八片",假如为附子干品其皮断难去除,必为鲜品方能有去皮之炮制。在清末民初时期使用时令鲜药治疗时令病,更是蔚然成风,如当时的北平四大名医都喜用、擅用鲜药。

鲜药与相应干品比较,药性更突出,如寒凉之性的鲜药较干品更加凉润;芳香辛窜气味的鲜药较干品更加浓厚,且吸收见效快。鲜药对一些热性病、血证、外伤病症及疑难重症等,尤其有特殊的功效。

从药物的有效成分来看,鲜品与干品也有所差异,如鲜枸杞子有清热作用、鲜百部能利水除湿、鲜莱菔有止血功效、鲜艾叶能清热解毒、鲜石斛能清肺胃湿热。

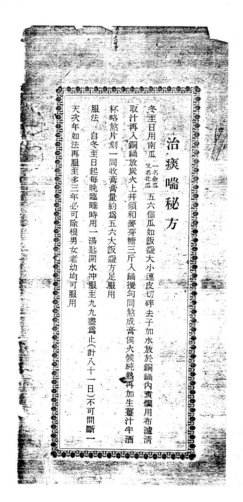

四、原著、医论原文附录

萧龙友一生以行医为重,鲜有论著,《整理中国医药学意见书》《天病论》《细菌论》等是其遗留下来的较完整的论著。现首次全文载录如下。

（一）《整理中国医药学意见书》

封面书

此书草成亟欲就正。有道因录稿不易，故付排印以代抄。胥伏望医界宏达不吝指正，共同商定为要。

正文

中国之医有道有术，黄帝岐伯之问答，合道与术而并论者也，其书有《内经》《外经》之别（外经名见《汉书·艺文志》）。《内经》多论道之言，为气化之学所从出，《外经》多言术之用，为解剖之学所由明。故汉以前之医，大都皆能由术入道，即庄子所谓技而近乎道者也。如扁鹊、仓公、华佗传中所称治病之法，胥本乎此。魏晋以后，《外经》失传，而所传之《内经》，又多掺杂秦汉人之论说，黄岐之真学不明，学医者无所适从，乃群尊仲景为医圣，奉其《伤寒》《金匮》之书为不二法门，专以伊尹汤液之法治病，而所谓剖解之术，几无人能道。宋以后，医家虽名为笃守《内经》，其实皆以五行生克附会穿凿，空而不实，精而不当，遂成为今日之医，而于古之所谓医道医术相悖，不可以道里计。说者曰：吾国医学，自古侪于巫卜官司不为提倡，故愈趋愈下，不知历代君相于医，皆有发明，皆设有专官以董其事。周官无论矣，唐于各州设有医学助教，宋则设十三科以取士，明清两代亦于各县设有医学训导，特学之者不专，而统系不明耳。今者西医东渐，趋重科学，其术虽未必尽合乎道，而器具之完备，药物之精良，手术之灵巧，实有足称者。今欲提倡国医，如仅从物质文明上与之争衡，势必不能相敌，而所谓中医之精粹，能亘数千年而不败者，其故安在，必当就古书中过细搜讨，求其实际，列为科学，而后可以自存，可以大显。盖彼有彼之科学，我有我之科学，非必如彼，而后可以言科学也。况古之医，本从科学来者乎！谓余不信，请将古人传授望闻问切之法，以及针灸、按摩、正骨、祛蛊之术，旁及治病验病之仪器，一一考其究竟，自可了然。（以上皆另有详说，因文字太长不能备载,姑举一事以为例。深州有王姓者,牛医也,专以望法治人,有陈姓病鸡鸣泻一年矣,中西医久治无效,就王姓请医,王与之对坐,细望两小时,曰:君左眼白色青,左唇白有黑点,系沉寒在腹中,左盘肠为患,西医泻之增寒,中医涩之留寒,所以不愈,外用火罐,内服吴茱萸、干姜、葱白,三日即愈,此后永不发。望能辨证,又知病灶所在,治法丝毫不爽,询其授受之道,千人一律,非科学而何? 按吾国之医,以望色为上,闻声次之,诊脉为下,如扁鹊之望齐桓侯,仲景之望王仲宣,皆精与色者也。不知彼牛医之望色与此相类否。)顾今之医者,不明此理,遂使教者学者莫衷一是,笼统以气化二字名之。问其何为气化,则又空以五行生克当之,无惑乎,道之不明,而人反引为口实,谓我学之无据也。大抵中医之学,以阴阳为体,以五行为用,妙合天地自然之气化,非空谈也。如火何以属之心,水何以属之肾,此中有至理,有实质。肾之实质为何,即男女媾精之癸水是;心之实质为何,即男女媾精之真火是。推水火之相生,而五行之属,五脏纯为气化之作用可知。故肝叶焦后,扣之成角声;肺叶焦后,扣之成商声。此实验之明证也。(说见道统)以实质言,曰心、曰肾,以气化言,曰火、曰水,正不必高谈玄虚也。(鄙人)学问简陋,于医学毫无所得,因见夫中医势微,同人等皆汲汲欲整理,以图保存也。不揣冒昧,拟将古人之书,全体打散,另为编纂,定名曰《生理学大全》《病理学大全》《药物学大全》《治疗学大全》。(编法另有说明附于后)。去其糟粕,存其精华,如此办理,似易归入科学途径。惟是今之医守旧者,自以为能执迷不悟,维新者则又偏信西说,而以古人为非,此两失之道也。要知医无新旧,只有是非,吾但求吾之是可矣,不必他议也。如吾人说用心,西人说用脑,看似不同,实则如一,请以"思想"二字为证。思字篆文上从"田"古体(脑也),下从篆体的"心"字;想字篆文上从"相"(脑中印相也),下从篆体"心"字。盖心与脑不相离,用心即用脑,用脑即用心。古人并非不知神明思虑为大脑之功用也,盖各得其半耳。[乾隆时有齐召南者,儒臣也,户从热河,堕马伤脑,昏死半日,脑浆流尽,继之以血,某医杀一牛取牛脑,以补之,居然得苏,苏后,全无记忆。及痊愈,仍能治事,但事过辄忘,可见心之灵明尚在,故能治事,特脑变不能记忆耳,此其明证也。(事见异文录,凡乾嘉人笔记多载此事)〕。又如肝主动,西人谓以神经之功用,误属之肝,吾人则谓肝,干也,为一身之主干,故筋与经络皆属之,其动也,纯属风化使然。人生空气之中,何一非风为之主动。西人以肝与神经之功用,分而为二,吾人将肝与神经之功用,合而为一,故所见不同耳。又如脾主运,西人谓误以小肠之功用属之脾;吾人则谓脾,卑也,五脏以此脏最卑,故曰脾因与胃相近,能助消化,与小肠之功用同。西人以脾与小肠之功用合而为一,吾人则以小肠与脾之功用分而为二,故所见又不同耳。至于肾,则为人生受命之原,乃先天之本,而两肾子(即腰子),则为媾精之作用,与睾丸息息相通。西人则谓为排尿之具,不知尿之入膀胱,乃由三焦网油引之而入。三焦之下,网与腰子相连,而腰子又与膀胱相连,《内经》所谓下焦如渎者,即指此,并非排尿之具也。〔袁世凯病笃时,两日尿不通,西医谓腰子有瘀血阻尿道,去瘀则尿通,于是在腰上连打六针取血六杯,而尿仍点滴俱无。梁任公尿血,西医谓病灶在腰子,用手术割去其左腰子(疑有误,当为右侧),而尿血如故,其后小溲更畅,惟交合不快,此为肾子非排尿工具之铁证。又光绪年间山东有高姓者,患腰痈,为德医主治,因毒重烂右腰子一枚,而左腰子亦见损,乃宣告不治,后为中医陶云门治愈,一切如故,但不能交媾。又有王姓一人,由车上坠跌,伤腰际太重,后亦取出肾子一枚,乃愈,厥后亦不能生育。此又肾子为男女功用之明证。此不特人如此,禽兽亦然,常见鸡豚去其肾子皆不能交合,而肥苗如故,此可考而知之者也。〕如此之类不能两是,盖吾人之征验脏腑,系由道家之能内观者发其端,嗣由天眼通者洞见脏腑之位置,行动以证其实而定其名。(如长桑君教扁鹊之洞见肺腑癥结,华元化之能内照,皆是此道,至今尚有其人惜少所见,而多所怪,不足信耳。)西人则专由尸解而得,虽剖解详明只能得其部位,盖吾人内观洞见之征,不能尽人所能,全恃实验以为证明之。具西人尸解之征,人人能见,故易取信,但尸解人已死,脏腑不能无变化,不如生者气血流通之有恁也。若夫论病,西医多谓吾人以证为病,此说诚是,病在头应属之头病,在心应属之心,自然不错,但官能有限,而病变万端,安能该括? 故吾人之定病名,有属之六淫者,如中风、伤寒之类是也。有属之七情者,如疯、癫、狂、痫、失荣之类是也。倘以西医之病名为是,以吾人之病名为非,亦未见其得当。例如西医所谓之肠窒扶斯,即吾人之伤寒,试问伤寒之病是否由肠而发? 西医所谓之急性肠炎,即吾人之霍乱病,试问霍乱病是否专属之肠炎? 况西医之病亦有不加官能名者,如虎列拉、猩红热之类病。有内因、外因、不内外因,有发病于此,而根伏于彼者,凭心体察,不辨自明。他如用药之法,群谓宜仿西医——化验而用,不用天然质,此则非废汤液不可,如化验之药真比汤液有效而价又廉,则径废之可也。况膏、丹、丸、散各种精露,吾国本有精益求精当能收效。如欲实验,不妨择汤液方中药味少而著效多者先行化验,参合用之,看其成效如何,如化者比原料功用较大,则一切汤方皆用化验法行之可也。如其不然则仍遵古不必议变。昔德国著名大医学博士贝斯多(音译)曾在柏林医校演说,谓医家需有两要素,一愈病要快,一用钱要少,究以何法为善,众不能答。贝君曰:除中国特效汤液药不能如此。西人尚以汤液为善,吾人转欲改之亦太嗔矣。其他吾人之偏方草药能医奇病大病者,不知凡几,如火罐火灸之法,即与西人之用电法同阐而明之,必能大放光彩也。(北平天桥有一人能治水臌大症,不知用何药煮枣,但服三十余枣即愈。吾亲见其愈二人皆中西医束手者,真可谓至简要者矣。)总之医药为救人而设,本无中西之分,研此道者不可为古人愚,不可为今人欺,或道或术当求其本以定,一是万不可舍己芸人,亦不可非人是我,如此办理中学,或有昌明之日,否则径学西医可也,何必谓整理国医也哉。鄙见如此是否有当,敬请同人公议行之。

附编

1.《生理学大全》(生理是广义,与界说者有别)

编法自男女媾精起至一月胎象如何,以及十月胎象如何,生产后培养如何,自少至壮至老禀赋性情如何,盖不从胎儿说起,不明先天之强弱,不就少壮老说通,不明后天之虚实。况各方之人,有寒带、热带、温带受气之不同,即一国一省之人,亦有东西南北之异候。必先将此一一证明,然后分论形体脏腑及脉络、筋骨肌肉、皮肤毛发,并腧穴会合,各细微处皆翔实,证明说出所以然之功用。先引中国古书之说,凡子书、道经、佛经内之说及生理者并采之。次及近代名人之说,最后附东西洋诸说。吾之非者改之,吾之是者存之,并绘总图分图以表明同异,定其一是原以精密翔实为上,至解剖学、法医学两拟即附此书之后。

盖解剖所以证实人生之构造组织如何,法医所以说明死后之形状如何,载之生理学后亦是一贯也。

2.《病理学大全》

编法先述内伤,次述外感,又次述变证,又次述传染,又次述疮疡。所以然者,内伤有胎中带来之病,有乳母误传之病,故宜先述。至七情之内伤尤宜详述。外感则病名更多,古今中外不同,更须加以分别变证,百出尤当依经证明,按病解释。传染则就各种病中经验所得者,详加辨析。外科疮疡之名,皆有一定,亦宜辨其部位形象之阴阳,以说明之。如某疮发自皮肤、某疮发自肌肉、某疮发自经脉、某疮发自脏腑、某疮发自骨髓之类,但述病名及发病之原病时,舌脉如何,气色如何,形状如何,声音如何。不讲治法,能于每病名之后列一中西对照表,尤为详备。后附细菌学,以研究何种病发生何种菌,吾国从前种痘吹苗之法,有与此相似者,可用新法证旧法之得失也。

3.《药物学大全》

中国本草五十余种可谓详细明备矣,但作教科书须简明适用,不宜泛滥。每一种药只宜详载产地及色香味并性之寒热温凉燥湿平淡，并绘详图，兼附炮制调剂药物及种植药物诸法，西药附后以备参考。

按药名自《神农本草经》起历代增加，至《本草纲目》，并《纲目拾遗》，可谓详备极矣。然余见川中卖草药者，其药名多为《纲目》所不载，而治病奇效，有出官药之上者，似亦当采取及之。但自民国以后，一般新人物迷信西药化验，视此种草药为有毒，一概禁止售卖，至今已绝种，未知尚能觅得否。

4.《治疗学大全》

编法当依病理学书中所有病名及舌脉气色形状，分内、外、妇、婴四大部，并细分眼、耳、牙、喉等专科，一一详叙治法。先引古法，古方次及，今法今方并旁，及针灸、推拿、按摩、火罐、酒咀、水蒸诸法，而外科治法亦分门备载，又次及西法，要研定何种病用中法治稳而捷，何种病用西法治平而快，每病名之下列一对照表，并详列方药一表，以备检查。后附新法诊断学、处方学以证得失。

5.《古今医界名家论说大全》

编法自《内经》起，至近代医家著作止，择其精要者合纂一编以备参考。不管说生理，说病理，说药物，用中法，用西法，总以精当适用为断。五方之风气不同，各方人之学说皆宜备采，以求万法该括不遗不滥，人人皆可奉为圭臬之用，断不可以臆说参加，误人子弟。每引一说，务将某书某人所作注明，以便征考原书。

如此编法，看似分而难合，其实分年讲授，仍是沟通一贯，划一之道，舍此无二法。教者能于此中取材，编辑教科书，天下同风自易成为统系归入科学也。

又按编书之法，在京宜于国医馆中，在外宜于分馆中另设一编书局，将中西各种书籍、图画、仪器采买全备，请同道中学问渊深、经验宏富、笔下隽明者，分认各学科，依类编纂，大约一科之中，多则七八人，少则五六人，方能举事。每科以二人专任编辑，以四五人分担查考书籍,分类查明,送交编辑者备用,辑成之后,再行会勘。如此办理,庶几书易成,而不至旷日持久。但兹事体大,求书固难,求人尤难,非各省同道中人分担一门,合群策群力以赴之恐不易实现也。

(二)《天病论》

(该文是萧龙友年逾88岁时在中央人民医院9病房病床上扶枕而作)

天空气也,人在空气之中,故曰天人一气。中医专讲气化,学其因由,此益人之有病,皆由天气传染而来。凡四时不正之气,皆于如春行秋令,夏行冬令,应热不热,应寒不寒。一般感冒,往往尽人而有,就此等传染普遍而轻,不似疫疠之重,而易伤人也。故当瘟疫流行之时,每在兵灾、水、旱、大灾之后,皆天先病而后传人,天为病之原,随空气而来,或传数十里,或传数百里、千里不等。谁为之传事,风也,故风为百病之长。西医治病不讲气化,但凭人身部位之痛痒而论,则失气化之本矣。所以当局要令西医学中医,其理由在此。安得天能自立,不使百病之发生令人长,长养在太和翔洽空气之中,岂不盛哉。於而不能也,作《天病论》。龙友在医院扶枕抄上。

【肖承悰按语】该文明确指出中医特点之一是讲气化,体现了天人相应的观点。文中所谓天病,主要是指因"天"的因素会导致疾病的发生。"天"的因素则包括自然气候的正常与否及天灾人祸。若单纯的不正常之自然气候则发病较轻,若再加上兵灾、水旱大灾等,则发病较重,甚至造成疫疠流行。并指明了风是传播疾病的重要因素,故风为百病之长。文章短小精炼,层次清晰,说理透彻,观点明确,是老人家多年临证观察的小结。同时也表现了老人家热爱中医事业,直至年高病重,身卧病榻,仍在不断研究、总结,其精神甚为可嘉。

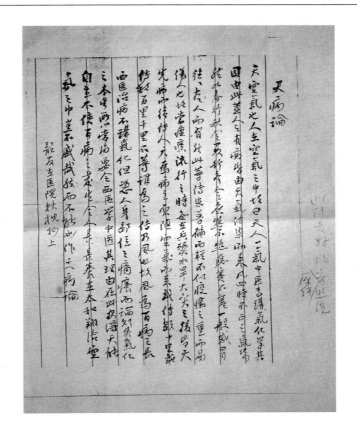

（三）《细菌论》

（此文写于《天病论》稍后）

按细菌，为下等植物。原虫为下等动物。体极细微，人目不易见，非借高度之显微镜不易窥其形状者，人皆以为发病之因，不杀之不足以愈病，理固然矣，乃中医之治病也未当言及杀之之道，而此皆愈者，何哉？是当求之神农本草矣，谨案神农为内圣外王之古儒，本草为格物致知之药经，其著录也，先之以味。性味有五，曰酸、曰苦、曰甘、曰辛、曰咸，据味以求性，性亦有五味，曰平、曰温、曰微温、曰寒、曰微寒，约五性以言之，仅寒温平三者而已。以之治病，病无不愈。执果以求因，固未尝杀细菌原虫，而细菌原虫亦随病愈而消灭，此无他，细菌原虫之繁殖必赖适宜之温度，是以用凉药治热病，则凡丛生于高温度者必随温度降低而消灭。若用热药治凉病,则凡滋长于低温度者亦必随温度升高而消灭。犹之乎春夏秋冬之生长收藏也。

(先生用简而明的比喻,讲清中药治愈疾病的道理。)

(四)《中医学院成立感言》

发表于 1956 年 6 月 8 日《健康报》。

当北洋军阀瓦解、国民党伪政权成立后、中西医斗争存废之际,我曾建议设立中医专科学校,已广流传。惟当事者崇尚欧美,蔑视祖国遗产,当时中医几乎有被消灭之危险,更谈不上兴学育才。因而在北京约集孔伯华、瞿文楼诸先生创办国医学院,嗣因经费难筹,而伪政府又以不合学制不予立案。终于在敌伪期间被迫停办,此为我痛心之事。

新中国成立后,党中央和毛主席英明领导,制定了正确对待中医的政策。大力号召充分发挥中医师的作用,整理并发扬祖国医学遗产,使我已灰之心复燃,因而在第一届全国人民代表大会第一次会议上提出建议,请求政府设立中医专科大学,培养继起中医人才。两年来,各地群众多给我来信督促此事的实现。今年二月间,中国人民政治协商会议第二届全体委员会第二次全体会议上,此事又经施今墨、袁鹤侪、秦伯未诸先生提案建议。今知政府已明确规定在今年暑期于北京、上海、成都、广州四处各设中医学院一所,招收应届高中毕业生及志愿学习中医的干部入学。使祖国医学得到广泛的有系统的传授,造福人民,自非浅鲜。我的宿志终于得偿,在病中闻此消息,感到无比愉快、兴奋。这充分说明人民政府的一切措施,都是符合人民利益的。人民的愿望,也只有在共产党的领导下才能实现。

现在我对办好中医学院还有几点建议:第一,要质量并重,课程不宜艰深,不要好高骛远,务须循序渐进,不宜求速,总须融会贯通,使学者能够真正了解中医学的理论与法则,运用唯物辩证法来发扬中医学术之优、特点。第二,以往中医传授,门户之见较重,且多故步自封,所以近百年来进步较缓。现在中医学院的教学,必须打破门户之见,急起直追,赶上世界先进医学的水平,加强理论实际相联,进一步发扬中医学,以供世界同用,而成为世界的新医学。

(五) 萧龙友代表自述

(1954 年当选为第一届全国人民代表大会代表时所写)

对于代表大会之感想及在中国医学上之志愿

我生在洪杨革命之后,帝国主义竞相侵略之际,欧西新学输入萌芽之时。当时士大夫阶级仍以科举考试制度为出路。童年时受的教育四书五经诗赋帖括每日必习,稍长阅读四史诸子,能通大义,尤于词章训诂之学,经世致用之文,口诵心惟。弱冠入邑庠食,继入尊经书院,旋登丁酉科拔贡,充官学教习,并入太学肄业三年,教习期满,以知县分发山东任用。自兹以后,即入仕途矣。到鲁后,正值清廷怵于外势,变法维新之始,行新政废科举、办学堂,省会设立高等学堂,我乃为之厘订章程,兼充教习。在鲁九年,屡参幕府,历署县缺。辛亥革命后,甲寅年,乃奉调来京,任府院各部秘书,参事参议等职,并经内务部聘为中医顾问,是我置身医界之始。

至我之学医,则以童时即感兴趣。族人开有药铺,常去往铺中考问,故能识药物,辨药性而分出真伪,在习举业余暇,辄览方书,而于老庄非与诸子学说,尤多启发,因而悟及岐黄之奥,进以研习《内》《难》各经。后缘母病患血崩症,久治不愈,更涉猎历代诸大医家名著,虽略有心得,未敢浅尝问世。壬辰年间,川中疫疬流行,成都省会日死八千人,街巷一空,我与陈君蕴生日携药饵出,为救治,全活甚众,是为我以医药济世服务人民之始。迨入仕途,虽在官守,仍不断学习研讨,每遇前辈,若知委,必虚心请益,更觉进步。且于当时,新泽西医药书籍亦多浏览,并随时随地加以考验,既不泥古亦不非今,因而为人诊治,辄见小效。或有谓我之医学近黄坤载一派,其实我毫无所谓学派,不过于傅青主、陈修园、徐灵胎诸人略为心折而已。所治大证及疑难杂病，如大脑炎、黑热病、子宫瘤、噎膈、糖尿等症，均在六十年前由德医狄博尔来约会诊。戊辰以后（一九二八年），脱离政界专门业医，亦是对证处方，无所发明，仍用四诊以治群病。四诊中尤以问诊一事最注意，务求病者尽吐其情，妇女幼孩更加慎重，故有主一二方即愈者，亦有用膏丹丸散常服而愈者，误治当少，此略可自信也。新中国成立以来，病历方药多有抄存，容易整理发表，以供学术上之研究。

我从前在旧社会中谋生，由于社会的腐败，不得不借医为焉，故名所居曰息园，别号"息翁""蛰蛰公"。当时我并不是自命清高，因为在那时，我曾创办北京（平）国医学院。当时的政府认为不符学制，不予立案，使我提倡中医发扬学术的心愿不得发展。新中国成立后，人民政府不但提倡中医，而且极端重视，使我已经枯槁的情绪重又燃烧起来，乃改息翁为不息翁，以示我并非甘于自弃。从 1950 年参加第一次全国卫生会议以后，认识到中西医团结及中医科学科以预防为主的重要性。这次参加了全国高等卫生教育会议，听了李部长的（李德全）报告，传达了毛主席的指示，知道政府的政策，不但要学习苏联的科学理论及先进经验和改进发明的精神，而且必须发扬我国旧有的医药学术，以适应祖国的需要和广大人民的需求，更激动了我多少年来的热望。

现在又被选为全国人民代表大会代表，更令我感到无上的光荣和无比的兴奋，但我又觉得我在社会上不过是一个普通的中医师，并无什么特殊的贡献，所以非常惭愧和恐惧。既是受了人民的委托，就应该为人民谋福利，应该勤求民强，使之上达。现在新中国正在经济建设的过渡时期，凡发掘矿藏、兴筑水利诸端及地方兴革事宜，自有专家设计建议。我是医务工作者，我只有将中国医药学术经验尽我智能、就列陈力，把祖先在医药学术上留传下来的宝贵遗产，依据唯物辩证的方法和马列的理论及毛主席的思想和指示，温故而知新，致知在格物，采取苏联研究学术的先进精神。凡前人古解，蕴在尽当，待发挥考证改进之处,必求得真谛。对于诊疗,不论合治分治,皆从实际出发,立为定法,必临床应证得有适从。然此办法又非集思广益,群策群力,不为功故,非学校医院并设,俾学习和临床同时互有经验,不易取得良好效用。

　　我从前在(北平)国医学院讲学时,常对学生说学无止境,尤其中国医学理论技巧都有相当的价值,都很丰富而优美,必须要时时刻刻地学习,彻始彻终地研讨,不是看完几本书,抄完几篇讲义,就可以搞得通的。现在回忆及此不胜汗然,不息固是自强,但是学而时习更是致知。我将以不息为时习,锲而不舍才能得到真理实学。虽然有人说我老了,而我自己不觉得,再能活多少年是不知道的,假使我能再活多少年,我就要再学多少年,精神和体力虽然有点衰弱,而我的学习兴趣和发扬中医学术思想的劲头并没有减退,也不让它减退,必须要进一步完成我的夙愿,为新中国经济建设的人民保健事业而努力。

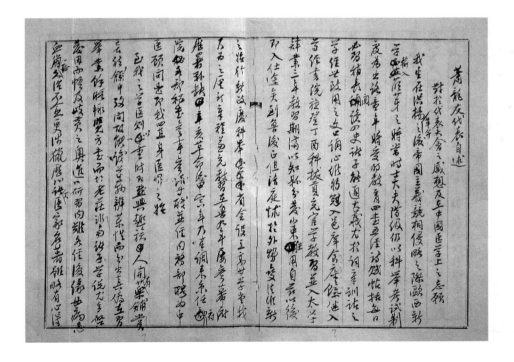

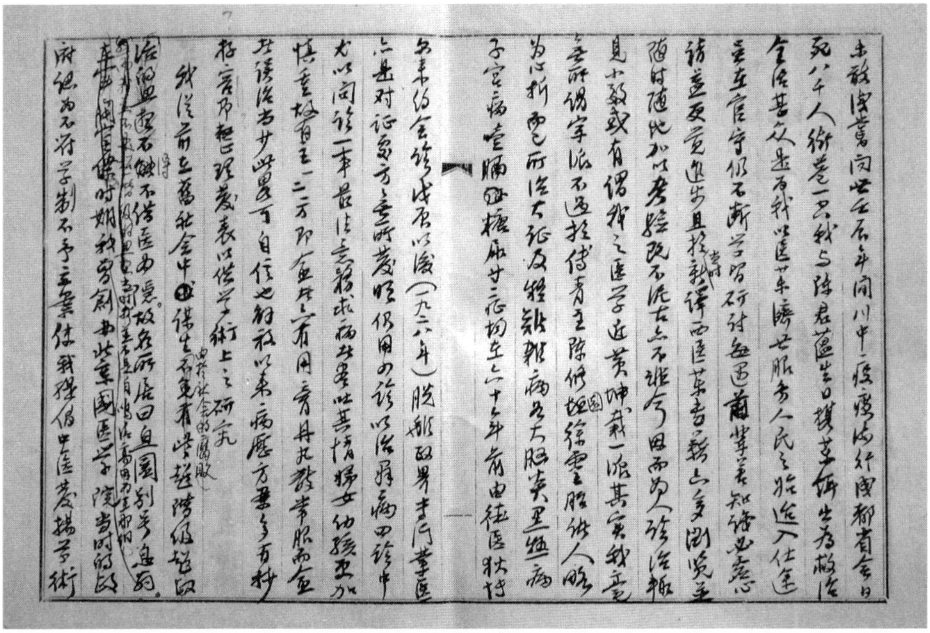

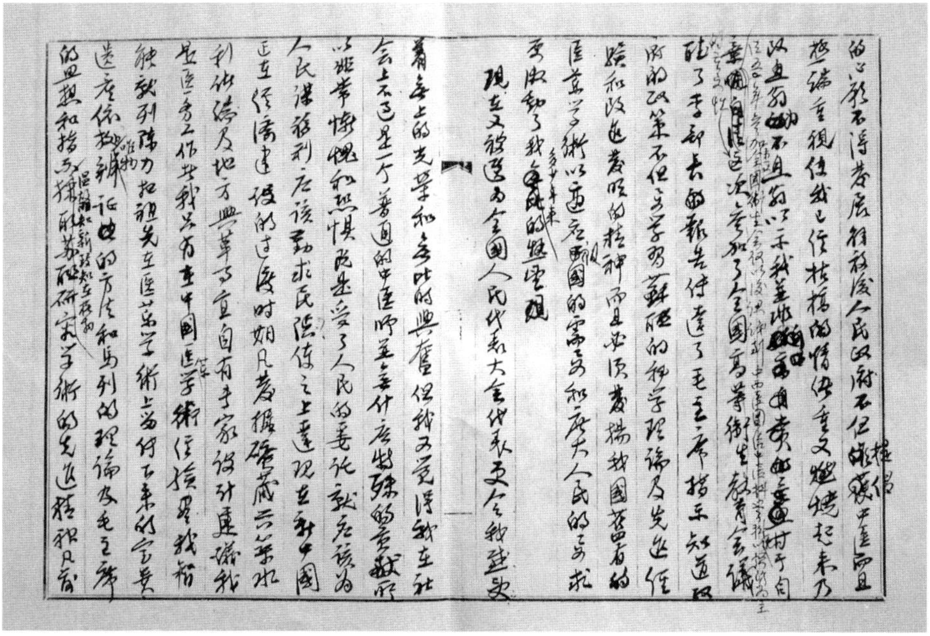

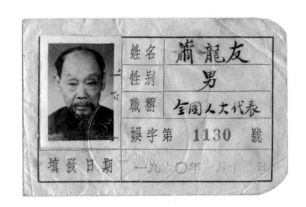

第二章

萧龙友的教育思想及其大事记

一、传道授业　忠诚教育

北海虽赊,扶摇可接;东隅已逝,桑榆非晚。萧龙友一生致力发展中医教育事业,积极主张开办中医学校,以培养更多的中医后继人才,继承发扬祖国医药学事业。他曾坚定地说:"非学校医院并设,俾学习与临床互有经验,不易取得良好效用。"萧龙友办学历尽艰险,道路坎坷。老当益壮,宁移白首之心;穷且益坚,不坠青云之志。1930年,在国民党当局试图废止中医之时,萧龙友毅然与孔伯华先生创办北平国医学院并任董事长,孔伯华先生任院长。虽然国民政府不予立案,经费难筹,但萧龙友先生筚路蓝缕,倾囊解助,愈挫而弥坚,甚至与孔伯华先生在学院看门诊,以所收费用填补学院经费。即使这样,学校亦办了14年之久,毕业学员达700余人,对当时的中医事业起到了挽救与促进作用。后因当时局势不容中医存活,北平国医学院被迫停办。停办之际,焦易堂先生所主持的国医馆请设学校又不获准时,萧龙友义愤填膺,作七律三首,以示对当局和时势的不满。

诗一

闻北平各医校因当局干涉,均已停办,感而赋此,意有所在,不计词之工拙也。

> 不重中医国必危,
> 当年保种是轩岐。
> 讲明生理人繁衍,
> 说透天元族大滋。
> 黄帝子孙盈宙合,
> 傲师徒众满中畿。
> 倘教知本同医国,
> 四万万人孰敢欺。

黄种之人,实因黄帝讲明摄生之道,所以人种繁衍,至今偏重西医,未免数典忘祖。果使舍己芸人真有利益,何尝不可。学问公器也,讲学公理也,何中西之有哉!

诗二

> 中医无文误文襄,
> 彼对医经不外行。
> 社会虽开徒聚讼,
> 讲堂能设自多方。
> 欲从新化分科目,
> 须请明人改学堂。
> 倘不同谋存国粹,
> 有心甘让刘邦强。

张文襄当日首订学章,于各大学增设医科,仅有西无中。柯君逢时曾质问之,谓宜中西并重。张曰中医太深,一时难求教材,取西医者以有现成课本可援,且与军事方面有关。中医稍从缓,再设专校可也。哪知一缓至今,竟为学西医者作为口实,而(当时)教育部据此只准立医社,不准设学堂,嗣后国医馆请设学校,原系补缺,已由(当时）"中政会"通过之条例，而卫生当局竟串通（当时）"行政院"秘书长，将条例改变。以褚为西医界之首领也，故有此权力，不知行政机关何能擅改立法机关通过之文，而当局竟引以为据，亦可怪矣。

诗三

> 医判中西徒有名，
> 天公都是为民生。
> 学人何苦交相诟，
> 志士终归要有成。
> 友国维新真得计，
> 吾华蔑古太无情。
> 一兴一废关强弱，
> 不敢本从要品评。

医无中西，同一救人，不过方法不同耳。即以针而论，西医用药针，便则便矣，但与经穴毫无关系，如能按穴道使用，则奏效当更速也。中医用针灸，按穴道，调理气血，万病皆宜，且获奇效，不过精者少耳。国家如能提倡，不患崛起之无人，传法之不广。医学关国家兴废存亡，非同小可，吾敢断言，纯用西法，未必能保种强国，如提倡中西并用或有振兴之日。谓余不信，请以十年为期，国家如有意兴学育才，十年之后，中医如不能有成，鄙人愿受妄言之罪，即时废止，绝无异言。倘听其自生自灭，不置闻问，吾恐不出十年，中医绝迹矣。到中国之中医绝迹，而西医必将中法拾去研究，一旦发扬，华人又必转于西国求中法矣。

吾念及此，声泪俱下，不知同道中人，做何感想也。

注：文中所提到的张文襄就是指张之洞，为湖广总督。张在1903年与张百熙、荣禄等会同订学堂章程，大学堂分科凡八，西医课程为其中之一，内容有拉丁语等。迨至民国后，仍沿用此章程。

文中"以褚为西医界之首领也"的褚，指褚民谊，西医出身，彼时褚正在伪行政院任秘书长，故能弄权擅改条例。

诗言志,感言如炽,萧龙友先生赤诚于中医教育事业之心明镜可鉴。后人读及,无不唏嘘感慨。

20世纪30年代,萧龙友为整理国医,对学校课程设置及所用教材提出了具体的编写办法。

内容包括《生理学大全》《病理学大全》《药物学大全》《治疗学大全》《古今医界各家学说大全》等。每书下均有具体内容纲要,如《治疗学大全》后附纲要云:"编法当依病理学书中所有病名及舌脉气色形状分内、外、妇、婴四大部,并细分眼、耳、牙、喉等专科,一一详叙方法,先引古法古方,次及今法今方,并旁及针灸、推拿、按摩、火罐、酒咀、水蒸诸法,而外科治法,也分门备载,又次及西法。要研究何病用中法治稳而捷,何种病用西法治平而快,每病名下列一对照表,并详列方药一表,以备检查。后附新法诊断学、处方学以证得失。"体现了萧龙友既重理论重临床又吸取现代医学科学知识的思想,这在重西医轻中医的那个年代实属难得,这些教学思想也成了现代中医教育的雏形,在20世纪30年代,是相当具有前瞻性的。

新中国成立后,萧龙友虽年事已高,但仍念念不忘中医之教育。百业待举,百废待兴,新政府广纳谏言,从善如流。萧龙友感念之,改别号"息翁"为"不息翁",并重新谏言国家应重视中医。1953年,中华医学会中西医学术交流委员会成立,选举彭泽民为主任委员,萧龙友、傅连暲、孔伯华、施今墨、赵树屏为副主任委员。在"西医怎样读中医书"的座谈会上,萧龙友与袁鹤侪、于道济、龚志贤诸先生共同主讲。他在讲稿中说:"凡治病当先以药物为主。中医所用多系生药,重在性味,与西医不同,要学中医非先读《神农本草经》不可。经之外又非读李时珍《本草纲目》不可,以此书主义合乎科学,而收辑之药物又多……至于治病之法,中医西医治法虽不同,其愈病则一,其调和气血、补虚泻实则无异也。"提到"初学应读之书尚多,如喻家言《医门法律》、徐灵胎《慎疾刍言》、陈修园《医学三字经》《伤寒论浅注》及《金匮要略浅注》之类。学者能聆会诸书之后,再读《内》《难》,

以求深造"。会上袁鹤侪、于道济、龚志贤诸先生相继发言。工作小组会在 1954 年 12 月 4 日根据上述意见,提出总结性意见:①《伤寒论》《金匮要略》《本草纲目》《黄帝内经》四书为学习中医必修之经典;②四部书应从《伤寒论》学起,或《伤寒论》《神农本草经》同时并进,在学习有困难时,可参看《伤寒释义》《本草应答》等比较浅显的书;③西医读中医书时,应先认真地读,学习其精神实质,不要轻易加以批判。此意见为以后中医学院和西学中班制订教学计划,提供了重要参考。

　　1954 年萧龙友以 84 岁高龄当选为第一届全国人大代表。1954年 9 月 16 日在第一届全国人大一次会议上,萧龙友先生首次提案设立中医学院及中医大学。他说:"我本人愿追随中西医同仁,将我国宝贵医学遗产结合科学研究进行整理,使我国有数千年临床经验的医学达到发扬光大的地步,使我国广大的劳动者人人都能享受保健的权利。其办法,我主张必须同时创办中医大学和中医学院,俾使学习和临床紧密结合,否则不易收到良好效用。"这一提案被人民政府采纳,于 1956 年在北京、上海、成都、广州成立首批 4 所中医学院。萧龙友听到这一消息,兴奋异常,奋笔疾书,写下《中医学院成立感言》一文,刊登在 1956 年 6 月 8 日《健康报》上。文中说:"当北洋军阀瓦解,国民党伪政权成立后,中西医斗争存废之际,我曾建议设立中医专科学校,以广流传。惟当事者崇尚欧美,蔑视祖国遗产,当时中医几乎有被消灭的危险,更谈不到兴学育才……今知政府已明确规定在今年暑期于北京、上海、成都、广州四处各设中医学院一所,招收应届高中毕业生及志愿学习中医的干部入学,使祖国医学得以广泛的有系统的传授,造福人民,自非浅鲜。我的宿志终于得偿。在病中闻此消息,感到无比愉快、兴奋……"文章最后说到:"现在中医学院的教学,必须打破门户之见,急起直追,赶上世界先进医学水平,加强理论实际相联,进一步发扬中医学,以供世界同用,因而成为世界的新医学。"文中肺腑之言显示了萧龙友先生对中医教育事业充满了无限的信心和期望,还颇有远见地提出了消除门户之见和中医要走向世界的主张。萧龙友嘱我高中毕业后第一志愿即报考北京中医学院,遵先生嘱咐,我于 1959 年在萧龙友先生生前考入该学院,为此萧龙友先生甚感欣慰。斯时他已年逾 90,住入中央人民医院第 9 病房长期疗养,但对完成其夙愿的我学习情况非常关心,时时悉心调教,给予勉励,令我要努力读书。萧龙友不仅主张办学校,还支持师带徒的方式培养中医人才。原卫生部第一任中医司副司长赵树屏,北京市卫生局第一任中医科科长白啸山,都是他的得意弟子,他们为中医事业的传承发展贡献了很大力量。

中医教育事业发展至今可谓云蒸霞蔚,成绩卓著,一代代中医学的传承者以继承发展中医事业为己任,弘扬光大着祖国文化遗产的精华,也告慰着萧龙友先生九泉下的殷殷之情。

(一)披荆斩棘,创办国医学院

1928 年,国民政府移府南京。1929 年国民政府任命汪精卫为"行政院长",他自以为是革新派领袖,到处演说日本明治维新,并主张废止中医。这件事先由褚民谊出面推动,他说:"中国卫生行政的最大障碍,就是中医中药,要是行政上了轨道,如果不把中医中药取消不能算是革命。日本能够强大,全靠明治维新,明治维新能够成为面目一新的民间运动,就是废止中医中药。所以要由卫生会议负起责任,通过全国专家所拟订的提案,交由政府执行,才能算是完成革命大业。"可见当时所谓"革新派"是想拿中医作为他们所谓"革新"的第一个下手点。经南京国民政府"卫生部"同意,他们于当年 2 月召开了"中央"第一次卫生委员会议。各省的医院院长、医学院院长,各市的卫生局长及各地著名的西医共 120 人为委员,开会 3 天,通过了一个"议案",要逐渐淘汰中医。提出所谓"旧医一日不除,民众思想一日不变,新医事业一日不能向上,卫生行政一日不能进展"等"谏言"。该项荒谬"提案"居然被通过,当局随即作出决议"取缔中医"。

原"议案"是留日医家余云岫起草提出的,其内容节录如下。

"提案人余岩(余云岫)。

(议题)废止旧医,以扫除医事之障碍案。

理由……人体医学,其对象在于个人,其目的在于治病,今日之卫生行政,乃纯粹以科学新医为基础,而加以近代政治之意义者也,今旧医所用理论,皆凭空结构,阻遏科学化,旧医一日不除,民众思想一日不变,卫生行政一日不能进展……

(办法)一、处置现有旧医,现有旧医为数甚多,个人生计,社会习惯,均宜顾虑,废止政策不宜过骤,爰拟渐进方法六项如下。

卫生部施行旧医登记,给予执照,许其经营。

政府设立医事卫生训练处,凡登记旧医,必须受训练之补充教育,授以卫生行政上必要之智识,训练终结后,给以证书,得永远享受营业之权利,至训练证书发给终了之年,无此项证书者,即应停止其营业。

旧医登记法,限至民国十九年(1930年)底为止。

旧医之补充教育,限五年为止,在民国二十二年(1933年)取消之,是为训练证书登记终了之年,以后不再训练。

旧医研究会等,任其自由集会,并且由政府奖励,惟此系纯粹学术研究性质,其会员不得借此为业。

自民国十八年为止,旧医满五十岁以上,且在国内营业至二十年以上者,得免受补充教育,给予特种营业执照,但不准诊治法定传染病,及发给死亡诊断书等。且此项特种营业执照,其有效期间,以整十五年为限,满期不能适用。

(办法)二、改革思想,操之不能过激,宜先择其大者入手,谨举三项于下,宜明令禁止,以正言论而定趋向。

禁止登报介绍旧医。

检查新闻杂志禁止非科学旧学之宣传。

禁止旧医学校之开设。"

　　这里所说旧医，即中医，那时中医自称是"国医"，指中国固有的国家医术，与国语、国文、国旗、国徽、国术、国剧一类并称。西医当时对这个称呼大为不满，可是称呼已流行通用，因此他们决议把中医改称为"旧医"，他们自己叫作"新医"。表示中医是旧式医术，不久要被消灭。当时的西医，也不喜欢"西医"的称谓，因为"西"表示从西方来的医术，反而衬托出中医是中国的国家医术，所以他们一切的公私文件，一律不称"西医"两字，而对中医的名称也不称为国医，一律叫作"旧医"。在以上提案中可看出，含有深刻意义。

　　这一议案，一经披露，舆论界首先加以抨击，也激起了全国人民和中医药界的极大愤怒。在中国，中医中药毕竟有着深厚而又广博的根源，是国粹，要在一夜之间废除它，显然不会得到广大群众和社会舆论的支持。先是上海中医界举行了一个联合抗议大会，那天上海中医界一千多人都停诊，药店老板及职工也有几百人参加，把六马路仁济堂施诊大厅挤得水泄不通，大家表示对"中央"卫生会议议决的"议案"反对到底。名老中医谢利恒当天宣读了定于3月17日在假座上海总商会举行全国代表大会的通电，得到大家的赞同和支持。当时上海最大的五家报纸也兼写社论，阐述中医是不可废止的。上海的许多社会团体，如总商会、商联会、中华国货维持会、各地同乡会等也激于义愤，发表通电，表示拥护中医。

　　3月17日，全国中医界代表已有15个省、243个县、4个市共281人赶到了上海。四川、云南、陕西等偏远的省市代表因为时间赶不上，未能出席，却都汇来了捐款。北京方面，萧龙友因年事已高，南下不便，他便和施今墨等华北中医代表一致推选孔伯华为请愿团临时主席，率领全团成员前往南京请愿，要求国民政府取消这项决议。

　　这次全国中医师抗争大会，在假座天妃宫桥的上海总商会大厅举行，这个会场是上海最宏伟的，会期也是三天。大会先由蔡济平报告筹备经过，由谢利恒主持。会上各代表慷慨激昂、情绪激动。会议推举出五位代表，代表之一为在北平与萧龙友有过深交的陈存仁先生。之后代表们到南京向国民政府请愿。

时局政府没料到他们所谓"提案"的发表,会引起全国上下的反感,并引起轩然大波。当时全国有 83 万人从事中医行业,药铺约有 20 余万家,中医药为全国 90% 以上的人民做着疗病保健的工作,全国西医还不过 6 000 人,且多集中在都市,当局仅站在少数人的立场而不考虑民众的医药需求,民众一旦患病,唯中医是赖,中医中药发挥着不可或缺的作用,要废止中医岂能不引起民愤?

请愿团也得到了当时政府官员薛笃弼("卫生部"部长,冯玉祥将军十分信赖之人)、焦易堂(法制委员会主任委员)、谭延闿("行政院"院长)、于右任等的支持。谭延闿发表意见:"中医决不能废止,我做一天'行政院'院长,非但不废止,还要加以提倡。"并让请愿团为他诊脉开方。次日,各报将这张方子全文刊登了出来。于右任院长也支持中医,他说:"中医该另外设一个机关来管理,要是由西医组织的'卫生部'来管,就等于由牧师神父来管和尚一样。"

经过全国中医界同仁及请愿团代表的努力,这次历史上极为轰动的废止中医"提案"终于被推翻了。国民政府下发了批谕,原文为如下。

"径启者奉

主席交下来呈,为请愿撤销禁锢中国医药之法令、摒绝消灭中国医药之策略,以维民族而保民生一案奉。

谕据呈教育部,将中医学校改为传习所,"卫生部"将中医院改为医室又禁止中医,参用西械西药,使中国医药事业无由进展,殊违总理保持固有智能,发扬光大之遗训,应交"行政院"分饬,各部将前项布告与命令撤销,并交"立法院"参考,等因。除函交外相应录谕函达查照。

此致

全国医药团体总联合会请愿代表

国民政府文官处"

中医界的这次大风暴，经过热爱中医的仁人志士及全国民众的不懈努力，以胜利告终。国民政府的废止中医案，来势汹汹，提案写得斩钉截铁，却没料到全国民众的巨大反抗力量，西医不曾料到，连当时的中医界人士也没有想到民众中潜伏着如此大的支持力量。后来，中医界诸代表将总商会开大会第一天的日期（3 月 17 日），定为"国医节"（也称"三一七事件"）。此后经年，每到 3 月 17 日，全国中医界都举行国医节纪念仪式。遗憾的是，中医界这富含有深意的节日现在已被后辈们遗忘了。

经过此番激烈斗争，以萧龙友、孔伯华、施今墨为代表的北平名医，深虑民术之贫乏，"慨乎中医学之寝微，称先哲伟业之将堕"，深感"非振兴中医，决不足以自存"，决心艰苦奋斗，开办中医学校，培养中医人才，壮大中医队伍，提高中医疗效，确保人民健康。只有赢得患者的由衷信任，中医才能永远立于不败之地。"

1930 年，萧龙友和孔伯华合力创办了北平国医学院，萧龙友为董事长，孔伯华为院长。学院初期，办学经费拮据，萧龙友当时个体行医已经有了一些积蓄，便经常从门诊收入中挪补开支，资助贫穷的患者或者学生。

北平国医学院开办后，教育家们为臻至善之境，对中医药学校教育的模式与发展，上下探索，左右寻源，后来《中国医药月刊》发表评论说："提倡中医教育必须打破以往医人授徒之制。故一般先达之士，因有中医学校之创设，将一向秘传之中医学术，做公开之讨论，以造就优秀人才，使之普及于社会，实为中医界奋勉图强，努力前进之现象，教育当局理应加以倡导，予以维护，反而不准中医学校立案，复令改校称社，后经群起力争之结果，虽有中医条例之公布，改校称社之命议收回，中医学校则仍不准予立案。而中医条例第一条第三款'在中医学校毕业（卫生署规定须教部立之学校）得有证书者'为领取中医资格之一，则实形同虚设矣！后又几经波折，民国二十七年（1938）始有准许学校列入教育系统，教育规程交教育都会同卫生署中医委员会拟定之议案,在前南京"中政会"通过,事变后毫无闻之,至于中医学校之近状,则除日驻地沦为战区一部停办外,尚有一部继续上课.该校负责之人在此环境之下,以私人之力,艰难困苦,努力支撑,此种百折不回之精神至堪钦佩,今后凡我同道仍宜继续努力请求国家准予立案,以达成功之目的。而医校本身亦应反躬自省、详为检讨:是否合于立案条文,对于创设之初衷是否相合,毕业诸生是否能造福社会为人群解除痛苦。"

以北平国医学院成功开办为契机,汪逢春等北平名医又倡导开创了"天安门医学讲习所"。"讲习所"是一所业余夜校形式的中医院校,对北平国医学院教育起到了辅助作用。至民国晚期,中医院校除非官办外,形式基本完备。新中国成立后的中医院校教育也是这些教育形式的延续,这是北京燕京学派,即学院派的开端,其毕业人才,虽今已是耄耋之年或已去世,但半个多世纪中医药事业的传承,他们既是奠基石又承上启下,是光辉永存的。

反击"废止国医案"胜利后,中医教育及考试制度也逐渐得到恢复,当时北平市政府相继颁布了中医考试及管理规则,中医师的考试正规而严谨。1935年的中医考试为较重要的一次,担任本届医士考试的委员为萧龙友、孔伯华、汪逢春、方行维、徐右丞5人,参加医士考试者137人,仅及格8人,考试及格者还必须进行临床实习,实习合格方发给执照。可见当时培养中医师的严格程度。1936年萧龙友又对考取医士只实习一次的做法提出意见,并给卫生局以书面形式谏言。该信全文如下。

"敬启者所由:黄局交下考医各生实习方案三十三件,当经逐件过细查阅。所拟方案虽不尽合法,大致均不差。医院评语亦切当。惟各件只有初拟方案,并无复诊之方,无从知其服后效验如何。大约医院中仅令各生拟方,并未令病家照服。最好以后实习必须令病家服药,再由各生复诊,然后可以试其临床经验以定高下。高者即发给证书。下者再令补习,以免误人。庶几易得佳士也。鄙见如此,未知有当否,仍望斟酌施行。此上,北平市卫生局。附方案33件。萧龙友启,一月三十日。"

由此可见萧龙友对中医人才的培养和如何继承发扬祖国医药学事业殚精竭虑。

(二)星星之火 奠基之作

北平国医学院是民国时期北平地区开办的两所私立高等中医药学校之一。

北平是名医比较集中的地区,著名中医萧龙友、孔伯华、施今墨等均是热心于中医教育的大家,在反对"废止国医案"、振兴中医药的呼声之中,萧龙友、孔伯华、施今墨三人应北平地区中医业者及爱好者之需,全力开办了北平国医学院。学院实行多层次办学,因人施教,招收的学生分研究班、医科班、预科班3种班次。学制4年,学员毕业后跟师学习1年。

1930年,以萧龙友、孔伯华、施今墨为首的北平地区享有崇高声望的老中医联合京都中医界名流共同倡议设立"国医学院",最初命名为"北平医药学校",萧龙友任院长,孔伯华、施今墨任副院长。据索延昌主编《京城国医谱》第一卷载,地址在西单太平湖五道庙,后迁至丰盛胡同。后因办院方针存在分歧,施今墨辞去职务,1932年,施今墨等另办华北国医学院。

1931年南京中央国医馆成立,焦易堂任馆长,来北平视察后建议"北平医药学校",改名为"北平国医学院"。此后即名为"北平国医学院"。至此,民国时期北平地区的第一个中医高等学校宣告创办成功。萧龙友为董事长,孔伯华为院长。

学院的开办打破了民国时期北平没有高等中医学校的局面,在全国产生了较大影响。学院历时15年,培养出了一大批优秀中医药人才,积累了丰富的中医药教学经验和管理经验,为后来新中国中医药教育的发展起了奠基的作用。北平国医学院的开办在北平是一种创举,虽然以前北平地区有私立中医药学校,但其规模和性质方面都难与北平国医学院相提并论。学院在学制、教师、课程、管理等方面堪称是一所正规化的中医高等教育机构。在中医高等教育史上占有重要地位,为燕京学派打下了坚实的基础。

学院在当时的中央国医馆备案,萧龙友任董事长,董事有杨浩如、张菊人、金书田、左季云、汪逢春、韩一斋、刘松云(一峰)等。萧龙友任院长,孔伯华、施今墨任副院长。后施今墨辞去副院长职务,另立"华北国医学院"。从此京都有两所高级中医学府,并驾齐驱造就中医药人才。这两所中医院校成为当时中医院校教育的主流。

1937年,卢沟桥事变后,中日战争全面爆发。

为实现奴化中国的战略,日伪政府开始干预北平国医学院的教学事务,要学院开放教学,扩大对日方的中医药交流,受到学院师生的抵制。日伪当局,心忧不甘,他们假冒伪善,软硬兼施,威胁利诱达数年之久;蓄意扰乱教学秩序,仅校址就被迫三迁。这时候办学费用严重不足,学校到了最为困难的时期。孔伯华回忆说:"弟财力不足,所需费用皆由萧龙友并余自任,彼时政权不闻问,遂又办董事会以济之。伯华既奔走业务,又办教育,所收费用除养家外,皆尽力于是。"在极其困难的条件下,北平国医学院的师生员工们怀着对中医药事业的热爱,对学业的执着追求,仍坚持教书、学习。

有些学生在家境困难、衣食无着的情况下坚持了下来,这是很值得称颂的。原广安门中医院主任医师张作舟就是当时最困难的学生之一。他回忆往事时说"1939年9月,我考中了北平国医学院,从此结束了四年的学徒生涯与老师告别。开学的前一天,哈老师(哈锐川)来到石缸胡同家里,将学费交到我姐姐手中,我如愿以偿地成为一名北平国医学院第九届学生……在国医学院学习期间,正值日本帝国主义对我国侵略,当时我父亲在后方工作,远离家乡,由于交通阻断,我失去了与父母的联系,也失去了生活来源,生活的艰辛可想而知。"张作舟幸得胞姐的支持渡过了这段难忘的岁月。"环境的艰苦反而会激发人的斗志,促使我加倍刻苦地学习。我十分珍惜在国医学院这来之不易的学习机会,每天总是早到校.课上如饥似渴地听老师讲课,课下认真完成作业。"

孔伯华回忆说:"萧君年老为辞,伯华自任.更属艰难。"此段时间,学院的主要经费除部分学生的学费外,萧龙友虽告退仍在资助学校,其余部分由孔伯华出诊费资助。孔家大院既是应诊的孔氏诊所,又是学院临床实习的园地。孔伯华是当时北平最知名的中医之一,又长年累月的坐堂应诊,只是抽出部分时间管理学院事务。孔家大院每日车水马龙,就诊患者应接不暇。国医学院的高年级学生帮助孔伯华抄录常用方剂,整理病案,处理其他事务,以提高孔伯华的就诊率,也间接增加了学院的收入。孔伯华为北平国医学院可谓是呕心沥血。

1939 年萧龙友已达 70 岁高龄,每日还要诊治各种患者,再处理日常事务,并和日伪当局周旋,已感力不从心。在不得已的情况下,萧龙友因年迈告退,学院的事务只有孔伯华一人和诸董事支撑。但是在精神上、友谊上、医术交流上萧龙友一如既往,鼎力支持。

有一天晚上,孔伯华来到萧龙友住处,把这几年学校惨淡经营的情况向萧老做了详细的说明,萧龙友听了,气愤得半天说不出话来。最后,他说:"我们就是把这所学校关了,也不能拱手送给'小日本'!你想想,'小日本'要一所学校干什么?绝对不是为了赚钱,而是为了装出一副慈善的面孔,让老百姓对他们感恩戴德。我们绝不做亡国奴!"孔伯华与萧龙友的意见一致,宁为玉碎,不作瓦全,于1944 年毅然停办北平国医学院。两位名医在这件事情上表现出的崇高民族气节,受到医学界和市民百姓的交口赞誉。

当北平国医学院停办,而南京的焦易堂先生所主持的国医馆请设学校又没有得到获准时,萧龙友义愤填膺,当即作七律三首(如前述),以示对国民党反动派当局的不满。

在诗中,萧龙友提出学问无所谓中西,中医、西医都是为了保障人的健康和生命的繁衍,这和钱钟书先生在《谈艺录》中所说"东海西海,心理攸同;南学北学,道术未裂"正是同一个道理。可是如果数典忘祖,鄙视中医,以为只有西医是科学,能治病,那就走到了危险的边缘。

（三）珠璧之合　俊彦云集

萧龙友与孔伯华为北平国医学院的创建与发展竭尽全力,做出了巨大贡献。二人私交笃厚,道同谋合,堪称挚友。虽然治病各有独到之处,两人经常一起探讨医术,交流经验。1955 年 11 月 23 日,孔伯华病逝,享年 71 岁,当时八旬高龄的萧龙友惊闻噩耗,备感沉恸,挥泪亲提哀挽:"抱病哭君魂欲断,承家有子业当兴"。至今我还珍藏着萧龙友 70 寿辰孔伯华先生赠送的一幅画,伯华先生亲笔题写:龙友道长兄,七秩大庆。愚弟孔繁棣敬赠。落款为时己卯孟春。是工笔画,画中有双蝴蝶,象征着他们二老的深厚情谊,画中还有月季、牡丹,岩石上有兰花、菊花,水旁泥土绿苔上有只可爱的小猫,寓深深情谊,不在言中。

当时萧龙友、孔伯华在北平地区声望极高。1935 年北平地区从知名的中医中推举考官,萧、孔分列中医考官之伯、仲,之后四考官被北平中医界誉为北平地区四大名医,名播海内外。两人合伙为了共同的中医药事业开办中医学校,珠联璧合。二老要开办高等学府,振臂一呼,社会各界积极支持,北平地区中医药学子纷纷响应,于是学院得以顺利开办,学院后来的延续和发展也与二老的声望及努力有直接关系。

当时有医者发表文章对萧龙友作了较高的评价:"昔子舆氏有言曰:'五百年必有名世者',窃尝疑之,以为天下之大,人才之众,奚必五百年而后方有名贤……能为天地立新,为生民立命,为往圣继绝学,为万民策太平,出则为名臣,处则为名儒,而且屹然为一代矩范者实不多见,然后方信孟子之言为不诬也。萧龙友先生秉蜀山之钟毓,得诸葛之流风,幼即岐嶷,若有夙愿,长深经术,父老交称,作书得钟山之神,训诂入郑马之室。始佐莲幕,旋掇巍科,虽变乱偶经而声名益著。旋积劳以县宰出任齐鲁吏课称最,教士尤良,遂为历任大府所倾倒,凡外交实业诸大政,咸令主持。先生则擘划周详指挥若定,用能杜彼婪索保我主权,其有功于国计民生者大矣!其宰嘉祥也,上有催科之令,下有揭竿之谋,情势危急,祸迫眉睫,先生则为民请命妥加抚循,卒消巨变于无形。"学高为师,身正为范",萧龙友之谓也,"一代矩范",当之无愧。如此之师,学生安得不呼应?

在长期的医疗和教学实践中,萧龙友一方面感觉到中医的博大精深,另一方面,他也感到中医典籍中有很多芜杂或自相矛盾的地方,萧龙友亲自审定学校课程的设置,并提出参考中医典籍,重新编写教材,提出的具体科目是:《生理学大全》《病理学大全》《药物学大全》《治疗大全》《古今医界各家论说大全》。除了重视中医基础理论外,对于临床教学更为重视,萧龙友和孔伯华都亲自带学生实习。萧龙友曾经说过:"非学校、医院并设,使学习与临床互有经验,不易取得良好效应。"萧龙友作为京城名医,医德高尚,深受同道与患者的爱戴。他诊病心正意诚,以治病救人为己任,为人正直,不图私利,谦虚诚恳,尊重同道,在办学期间,与孔伯华推心置腹,通力合作,经常交流学术见解。学院在他们两位主持下,涌现出一大批医德高医术好的从医人员。

萧龙友还提出了他著名的中西并重的主张。他认为不管是中医还是西医,目的是相同的,都是为了治病救人,只是方法不同而已。他提出以十年为期,只要国家重视中医人才的培养,那么十年之后,如果中医无所成就,他情愿看到国家废止中医,再无怨言;相反,如果国家任中医自生自灭,那么他相信在西医的强大攻势下,不用十年,中医就会绝迹,到那个时候,西医就会吸收中医的一些精华而发扬光大,中国人要再学中医,恐怕就要到西方去求别人了。萧龙友对中医前途的忧患意识,在今天读来,犹觉振聋发聩。

以"北京四大名医"为代表的尊重科学、热爱中医又不故步自封的理智的学院派医家，在对中西医学进行较为全面的分析研究后，认识到两门科学的共同点与差异，积极倡导与践行中西医学的结合。萧龙友在论及中西医之间的关系时，认为：中医、西医均是生命科学，在所作七律中有"医判中西徒有名，天公都是为民生"的诗句。他强调"医药为救人而定……"。萧龙友还开创了中医进入西医院用中药治病的先例。其与孔伯华等创办的北平国医学院，所开设的课程除中医经典科目外，从历史文献记载看，科目还有"解剖学、细菌学、内科学"等西医学课程；施今墨创办的华北国医学院所开的西医课程有"生理卫生、解剖学、病理学、细菌学、药理学、诊断学、传染病学、法医学及内科、外科、妇科、儿科等临床各科"，在实验课方面"参加北大医学院的生理病理幻灯教学、尸体解剖等。根据现有的材料进行测算，中医西医的比例大致为 7：3。同时编写了一套完整的中医、西医教材"。

由于北平国医学院招收对象有别，教学是多层次交叉上课，学员水平参差不齐，要求各异，教师们比较重视启发式教育并和实际紧密联系。学院除了重视中医基础理论外，对于临床教学更为重视，萧龙友、孔伯华均亲自带学生临床实习。实习时孔伯华待学员如亲人，对待诊者到时留饭，生活上体现了"师徒如父子"的亲密关系，教学上具有浓郁的、传统的师承相授的色彩。

要培养中医人才，也要注意学生学习的质量。为了在保证教学质量下满足当时的社会需要，学院采取多层次招生方式因材施教。其时有三种班次，即研究班、医科班、预科班。研究班又称速成班，招收的对象为曾跟师或自学过中医对中医理论有一定的基础者。该班学生年龄偏大，学制为二年。医科班相当于现代医疗系本科班，学员文化水平基本一致，较年轻，学制为四年。预科班即专修班，学制也是四年，但其文化水平偏低，未达到医科班要求。上课时与其他班次同学同级混班上课，但对各种班次要求不同，特别是在命题考试上难易有别。全校共招收过 13 个班,根据收集到的 1937 年"同学录"所载学员名单计有 148 名。男生 125 人,女生 23 人。年龄分布在 15~39 岁。

北平国医学院前后历时 15 年,共计招生 13 个班(届),毕业 11 个班(12、13 班未毕业仅发给肄业证书),学员来自当时的北平、天津、上海及河北、察哈尔、山东等地,约计 700 余人。这些人都成了当时和以后中医药行业的骨干。张作舟是 1939 年入北平国医学院学习的学生,他回忆说:"国医学院的同期同学有郭士魁、姚五达、梁宗翰、杜家谟、杜家驹、步玉如等,他们大都学有所成,成为有经验的医生,这其中的很多人已经故去。""1937 年孔氏为《北平国医学院同学录》题词时说:'承同仁推选为本院院长……幸同仁热心赞助,各生亦自知竞进,七年以事,幸能存在,吾衷窃慰,国医从此或可少存一线生机也'"。

北平国医学院的办院方针体现了萧龙友、孔伯华二位的中医学术思想及教学方法,既遵循中医药教育发展的客观规律又有所创新。中医药先辈们对于继承和发扬中医学的教学模式进行大量的探索和实践,但传统的中医讲习方式主要是师徒相传、父子相传或私塾名家就学。太医院、太医署传授教育是早期萌芽状态的学校式教育,实际从规范角度而论还难称之为学校。这种形式的教育虽然为培养高级中医人才和中医药的延续发展做出了一定的贡献,但简单、落后的教育形式限制着中医药学的发展。而北平国医学院,采用集体教学方式,汲取西医院校办学的经验,取中西医学教育之长,运用新的教学模式,开创了新型的中医高等教育学府,在北平地区是空前的,这确实是一个伟大的创举。其办学经验,突出中医特色的教学方法,尤其是理论与实际相结合、重临床技能培养的教学方法值得称颂,为后学留下了宝贵的经验。

总之,北平国医学院是民国时期北平地区首创的中医高等学府,从学制、教师、课程、教法、管理等方面称得上是一所民办的正规化中医高等教育学府,在中医高等教育史上占有非常重要的地位。学校在中医药濒于灭亡之际,顶着"消灭、废止中医"的重压开办了中医高等学校,并在艰难环境中持续发展,表现了"威武不能屈,贫贱不能移"的气节及继承发扬中医药的雄心壮志,学院的教职员工们为保存国粹不遗余力的治学态度永远值得后人学习。北平国医学院的开办是一种创举,虽然以前北平地区有私立中医药学校,但其规模、性质都难与北平国医学院相提并论。萧龙友、孔伯华在日本帝国主义的威逼、利诱下,他们的爱国信念丝毫不为所动,关键时刻,毅然将学院停办也不为侵略者服务,表现了"玉可碎不能改其白,竹可焚不可移其节"的爱国精神。中国的历史上将永远留下萧龙友、孔伯华的名字,他们在中医药发展史上写下了光辉灿烂的一页,人民永远怀念他们,后学永远不会忘记他们,这种精神,将代代相传。

（四）求真求是　国医砥柱

萧龙友在繁忙的诊务和学校管理工作之外,还积极参与到中医学术团体的活动中,并参加了《北京医药月刊》《国医求是》《国医砥柱》等中医药刊物的指导或编写工作。

萧龙友为《国医求是》月刊社的指导主任之一。该社创办于1939年9月,主要工作就是编写《国医求是》杂志,该社由于某些原因维持时间较短,仅创办两期《国医求是》月刊,但办社手续齐全,循规中矩,是民国时期北平地区章程最全的中医学术团体。

在《北京医药月刊》的创办过程中,萧龙友兼任审查和编辑。该杂志创刊于1939年1月,是现在的《北京中医杂志》的前身,由当时汪逢春任会长的国医职业分会负责杂志的出版和发行。《北京医药月刊》是在"废止国医案"抗争胜利后创办的,为中医事业的持续和发展做出了不可磨灭的贡献。负责该杂志审查工作的还有孔伯华,而编辑则包括汪逢春、赵树屏、萧龙友等人。该杂志内容丰富,信息量大,能够很好地突出当时北平地区的中医特色,并较注重中医知识的普及。杂志设有"医林文艺""小说""杂俎"等较活泼的栏目,其中"医林文艺"栏目还刊载了"萧龙友夫子七十寿"、"萧龙友夫子七十诗"等文章。

(五) 薪火传承　桃李不言

萧龙友执鞭半生,得其诲者遍及华夏,他的主要学术传人介绍如下。

赵维翰,字树屏,男,汉族,江苏武进人,生于 1891 年,卒于 1957 年。原国家卫生部中医司副司长。

他是清太医院医官赵云卿之长子,幼承庭训,异常聪颖,宣统元年(1908),年仅 18 岁的赵树屏即获得"贡生"。父亲赵云卿为近代有名儒医,曾任京兆医会会长,兼掌医学讲坛。赵树屏自幼浸濡家学,嗜读医书。他青年时期,受"科学救国论""进化论"等新学影响,曾奋志攻读外语。1914 年赵树屏毕业于顺天高等学堂(即今北京师范大学前身)英文系。毕业后,他从事教育工作,业余时间,则协从其父翻检群书,编写医学讲义,因而得以广事涉猎,学识日进。课业之余,赵树屏在父亲身边侍诊,刻苦攻读经典著作,在父亲的指导下,钻研岐黄医术,渐精医理,秉承家训,献身于中医事业。

当时,正值西医业臻昌盛,中医日趋衰落之际,赵树屏感到,中医药为我国祖先数千年来从实践中积累的经验结晶,有其独特的理论体系,它的真正价值和实际作用是不可磨灭的。于是毅然放弃外语,专事中医学。

赵树屏自学医之日起,昼夜随父侍诊,夜晚则精研医理,学习所得则随时信笔著录。曾备有三种笔记;一为《读书札记》,专记《黄帝内经》《难经》《伤寒论》等经典著作之心得体会及质疑等。二为《困学丛录》,专记先贤的学说主张、治疗方法、师承授受,以及供相互参证之处,积累素材。三为《零金碎玉》,专记读书偶得和侍诊的医疗验例,以及所见所闻的零星重要资料。1924 年正式考取中医师,其后又师事萧龙友。

1925 年，为振兴中医，赵树屏拟有"改进医学刍议"一文，提出重订脏腑图说，取近世解剖图说，参以中医气化之理，并主张整理古代医籍，参酌中西，力求学说之昌明。

1931 年以后，赵树屏专心致力于讲课授徒，曾在北平国医学院、医学讲习会等处讲学。其临证特点为：取各家之长融会贯通，不拘一格，自成体系。

新中国成立后，1950 年北京筹组北京中医学会，赵树屏当选为主任委员，并创办《中医杂志》。1952 年赵树屏参加政府工作，任国家卫生部医政处"技正"兼中医科科长，1954 年成立中医司，升任为司长，兼北京市人民委员会委员及北京市卫协副主任委员等职务。

白啸山（1907—1984）河北省正定县人。白啸山出身于三世儒医家庭，师承家学，1939 年开始学习中医，阅读了大量的中医经典著作，为学习中医打下了良好的基础。之后白啸山从师于萧龙友门下。他继承师业，学有专长，平生崇尚景岳温热学派，临证注重辨证论治。1958 年后白啸山任教于北京市中医进修学校，主讲《中医诊断学》《中医内科学》，后执业于北京中医医院。

白啸山行医、执教数十年，学识丰富，造诣颇深，曾担任北京市卫生局中医科科长、北京市中医学会副会长等职务。在临床上擅长治内科杂病，善以脏腑经络辨证，治疗疑难重症，撰有"论经方、时方""论中医治疗体系""柔阳"等医话多篇，1963 年整理成文，名为《白啸山医案医话集》。部分临证经验收录于《北京市老中医经验选编》中，在中医界享有较高声望。

白啸山一生致力于中医临床、教学和科研工作，精研中医经典著作，勤求古训，博采众长，崇尚景岳温热学派，逐步形成了其独特的学术思想和医疗风格。他在先天和后天的辩证关系方面有独到的见解，他认为：肾主藏五脏之精，主化真元之气，是人身先天之本，脾胃主纳水谷，运化精微以养四肢百骸，是人体后天之基。故二者实为人体最重要之两大根本。而五脏之精又非五谷不能生，因之脾胃又为根本中之根本。白啸山临证遣方用药常重用山药、枸杞子于理脾药中收到显效，他认为：山药本生用之谷菜，味甘而涩，补脾肺不足，益肾强阴，宁心益气；枸杞子味甘性平，润肺清肝，滋肾益气，生精助阳。二药诚能兼顾脾肾二家，不可以其平淡而忽之。在临床上，善以脏腑经络辨证，擅长治疗内科杂病及疑难重症，临床经验丰富，用药精当灵验。在其长期的临床实践中，创制出许多行之有效的方剂，为中医的临床医学做出了杰出的贡献。

白啸山是一位出色的中医教育家，1958 年到北京市中医进修学校任教，成为该校最早的教师队伍中的一员，主要从事中医基础理论课程的教学和研究工作，主讲《中医诊断学》《中医内科学》。他热爱党的教育事业，治学严谨，学术精湛，为国家培养了大批优秀的中医药人才，对中医教育事业做出了积极的贡献。此外，他还为北京解放初期开办的中医联合诊所，以及 1956 年建立的北京中医学院的筹建工作，付出了很多心血，做了大量的组织工作。

此二位高徒是尊师重道的楷模，经常探望老师及师母。1954 年饶夫人 74 岁病逝，树屏高徒与龙友的两个儿子萧瑾、萧璋一齐叩首以待来宾，可谓多年师徒成父子。啸山高徒家住天安门后面，国庆节时他把师父、师母接到家中，观看天安门烟花。有些国家政事，如政府要成立中医学院及成立联合诊所等事，也常向老师汇报。

二、萧龙友大事记

1897 年（光绪二十三年）考中光绪丁酉科拔贡，殿试后入京任正蓝旗官学教习。

1900 年，出任山东，历任嘉祥、济阳、淄川、巨野知县，济南高等学堂教习。

1914 年，奉调入京，时任财政、农商两部秘书及财政部经济调查局参事、农商部有奖实业债券局总办等职。

1928 年弃官行医,悬壶济世于京城萧龙友医寓。

1930 年 6 月,和孔伯华、施今墨联合创办北平国医学院,任院长。1934 年北平市卫生局举行第一次中医会考,与孔伯华、施今墨、汪逢春同任主考官,北京四大名医之说即源于此。

1935 年 4 月,任北平市中医考试委员会委员。

1937 年,任北平国医学院董事长。

1949 年 8 月,北平市人民代表会议在中山公园中山堂召开,被选为代表参加会议。

1950 年出任北京市中医师考试委员会委员。

1950 年 1 月,国家卫生部召开第一次全国卫生会议,被聘为华北区特邀代表。

1951 年 7 月被中央人民政府聘任为中央文史研究馆馆员。

1953 年 11 月,中华医学会成立中西医学术交流委员会,任副主任委员。

1954 年 8 月 7 日,当选第一届全国人民代表大会代表。

1954 年 9 月 16 日,在第一届全国人民代表大会第一次会议上发言,首次提案创办中医大学和中医学院,被中央人民政府采纳。

1955 年 1 月 1 日参加国务院在中南海怀仁堂举行的元旦团拜会。1955 年 6 月 3 日,被国务院聘任为中国科学院生物学地学部委员(院士)。

1955 年 7 月,出席第一届全国人民代表大会第二次会议,为大会主席团成员。

担任原卫生部中医研究院(现中国中医科学院)学术委员会委员、顾问、名誉院长,中华医学会副会长,中央人民医院(现北京大学人民医院)顾问,北京中医学会耆宿顾问等职。

1955 年 11 月 6 日参加中苏友好协会总会在怀仁堂举行的纪念十月社会主义革命 38 周年大会。

1956 年 6 月 8 日《健康报》刊登所作《中医学院成立感言》,以庆祝北京、上海、成都、广州 4 所中医高等学院的成立。

1956 年 6 月,出席第一届全国人民代表大会第三次会议,为大会主席团成员。

1957 年 6 月,出席第一届全国人民代表大会第四次会议,为大会主席团成员。

1958 年 2 月,出席第一届全国人民代表大会第五次会议,为大会主席团成员。

1959 年 3 月,当选第二届全国人民代表大会代表。

1960 年 10 月 20 日,病逝于北京中央人民医院(现北京大学人民医院),享年 91 岁。

第三章

萧龙友传世诗文书画

"经史小学,舆地推步,算术经济,诗古文辞皆学",这是张之洞在《四川省城尊经书院记》中提出的对尊经书院学员的明确要求。为了检验学习效果,尊经书院还明文规定:"每月两次课考,每课出四题,分别为经解、史论、杂文与赋、诗各一题",并且"限四日内交卷"。经过前后长达8年的深造,萧龙友先生的诗、文、书、画艺术,均获得了长足的进步。下面就笔者所见的萧龙友先生的诗、文、书、画传世作品,予以赏介。

一、诗 选

萧龙友先生的诗歌创作,五言、七言并美,近体、古体兼工。从其代表作来看,他非常赞成白居易"文章合为时而著,歌诗合为事而作"的创作主张。反对无病呻吟,反对"为赋新词强说愁"。

民国时,南京国民政府卫生会议曾提出废弃中医中药独兴西医西药的错误主张。接着,萧龙友先生与孔伯华先生在北平创办的北平国医学院被国民党当局强行关闭。萧龙友先生真是忍无可忍!为了捍卫中医药国粹的尊严,萧龙友先生拍案而起，挺身而出，立即上书当局，据理力争，并以近乎白话的语言，将其满腔悲愤之情发为七律三首。

"以议论为诗"的诗风，盛行于北宋之世。南宋学者张戒最早表示反对，认为：于诗中说理论事，业已使"诗人之意扫地矣"。清人吴乔进一步指出：宋以来诗，由于"主于议论"，故"多伤浅薄"。虽然"诗集甚多"，"但不耐读"。"议论"似乎成了诗歌创作的公认"禁区"，谁也不可越雷池一步。可是"诗者，志之所之也。在心为志，发言为诗。情动于中而形于言，言之不足故嗟叹之，嗟叹之不足故咏歌之"（《毛诗序》）。诗歌的核心"任务"，乃是抒情言志。表达方式，无非只是诗人为完成"任务"而选取的手段或途径而已。可见，先入为主，画地为牢，不看场合，不问情由，人为地设置"禁区"，将"议论"一棍子打死，未免过于偏激。

诚然，在很多时候，"借景抒情"或"托物言志"，易出好诗。但是，当诗人郁积于胸中的怒火炽烈至极，犹如火山一样骤然喷发而出的时候，诗人采用"议论"的方式直抒胸臆，显然要比"借景""托物"来抒情言志，自然千百倍，方便千百倍，也痛快千百倍。"安能摧眉折腰事权贵，使我不得开心颜！"（李白《梦游天姥吟留别》）"人生自古谁无死？留取丹心照汗青！"（文天祥《过零洋》），无一不是如此。萧龙友先生的"七律三首（之三）"，虽然通篇"议论"，却同样令人"嗟叹"，令人"咏歌"，甚至令人"手之舞之"，"足之蹈之"！实践证明，"借景抒情""托物言物"，可以出好诗。而在特定场合，以"议论"直抒胸臆，同样也可以出好诗。"愤怒出诗人"，"诗穷而后工"，诚哉斯言！

"我手写我口，我口言我心"。"七律三首"理直气壮，激情澎湃，铁骨铮铮，大义凛然。虽一气呵成，却完全符合七言律诗的格律规范。萧龙友先生驾驭语言文字技能之娴熟，其儒学功底之深厚，当时都没有多少人能够望其项背。

夜　坐

自击铜瓶彻夜吟，了无人处觅知音。

诗难入格兼唐宋，书不成家杂古今。

七十年华身苦度，三千世界梦亲临。

是真是幻凭谁说，只有灯光会我心。

医院养病晨起即景

老病学园丁，花眠待日醒。

盆生千岁菊，屋有万年青。

习习因风长，瀼瀼少露零。

惺惺看不厌，相与惜惺惺。

题蒋兆和①人物花鸟四扇屏（4首）

湖畔浣衣

春和天气惜芳菲，湖水涟漪可浣衣。

女伴相邀来柳下，停砧笑语意忘归。

荷塘濯足

中南北海盛荷田，一水潜通石砏②前。

每到花时游安乐，沧浪濯足倩人怜。

朝朝赌胜

手把花枝拈一禽，禽名蜡嘴善清音。

朝朝赌胜人三五，调养相商话树阴。

父子赏梅

我有老梅三五株，栽培多傍假山隅。

花开有客来相赏，不惜沽春满玉壶。

［注释］：

①蒋兆和，四川泸州人，近代著名国画大师，萧龙友女婿，萧琼之夫。

②砏：shà，山。

题宋拓兰亭

兰亭两纸入昭陵，響搨欧虞褚可徵。

肥瘦笔锋各具体，宋元雕法书传灯。

浮煌精拓行程阔，落水孤篇字有棱。

国学至今真石在，莫因聚诊了无凭。

注：先生旧藏宋遂初堂本兰亭序，前有宋人画萧翼赚兰亭图，乃海内瑰宝，先生逝世后，捐赠故宫。

咏水仙花开

（正初水仙花繁开，因赋一绝。）

翘翘仙种报春开，闽海盘根带水栽。

昨夜清香潜扑鼻，梦中如见美人来。

惜　　花

初开红欲燃，大展粉如滴。

娇艳雅而庄，轻盈沉且寂。

色正陋夭桃，香浓迈莲芍。

惜或被风飘，养偏宜水激。

蕊聚夺胭脂，容退含白皙。

嫩枝长满盆，倩影照四壁。

贺花朝作诗，伴花夜吹笛。

纵然感衰颓，不忍用手摘。

咏　甘　蔗

涂传诒外孙自川带来甘蔗，请我品尝，食之味美，不啻身在故乡也。

四十余年在故乡，酸甜滋味久思尝。

今朝喜见红甘蔗，亲削粗皮饮嫩浆。

赠夏莲居居士

其一

莲居应是莲池转，成就菩提自在身。

稽首西方无量寿，苦心说法度斯民。

其二

会集大经成定本，并分章次见文思。

穷探要旨明宗净，第一功夫总在兹。

其三

我生心折是斯人，儒佛兼通见宿因。

善诱后生成正觉，不修密教保天真。

其四

能于掌中持世界，乃作群生大导师。

不受轮回诸苦恼，功夫真可作辟支。

注：夏莲居先生（1883—1956）本名继泉，字浦斋，山东郓城人。近代净土宗大德居士，佛说大乘无量寿庄严清净平等觉经会集者。第二首即指此经。

调白石老人

白石耄年犹有子，神完气足善存精。

画家花草能供养，调粉和脂自寿生。

赠张大千画师

其一

大千世界大千生，成就华严书史名。

笔仿晋唐千万佛，此身日在佛中行。

其二

敦煌壁画多名画，六朝五季并三唐。

大千一手夺真去，演尽天魔善舞方。

冬　夜　吟

国亡天下在,黄帝到而今。

夷种欣同化,华风感不禁。

学行遵孔墨,政教统汤阴。

一道能形上,诸邪不敢侵。

有时魔运扰,转瞬至人临。

名自高中夏,群皆守正襟。

九州归甲帐,四海颂壬林。

柔弱诚难食,文明是夙钦。

安愚收众巧,育物见孤心。

所以邀天保,因之未陆沉。

纵然多乱象,来可卜佳音。

远顾高瞻久,无聊付短吟。

乙未年七月七日全国人民代表大会开幕会后在怀仁堂后草坪摄影纪事

其一

前排围坐二百老,后方玉立一千人。

此为代表人民者,摄影同看气象新。

其二

七月七日怀仁堂,堂后草坪整一方。

主席中央安坐好,镜光一闪照中央。

其三

听罢诸贤各发言,为家为国手能援。

工农兵事熔一冶,人自为之各自尊。

其四

彝人好着绣衣裳,大帽笼头两脚长。

一对耳环珠翠玉,又长又大自成妆。

其五

其余各地诸男女，相貌相同秀雅多。

言语果然需翻译，人人爱好善□沙。

贺黄琼辉亲家嫁女

喜溢门楣气象浓，此生儿女债都空。

从兹心静无牵挂，念佛长斋到命终。

注：黄琼辉老人，为先生三女秩华之婆母，虔诚之佛教徒。先生三女为黄念祖之母，念祖任北京邮电学院（现北京邮电大学）教授，退休后担任北京佛教居士林林长。

催　　花

微风微雨峭寒天，勒住花心不放妍。

将酒来浇芳魂醉，催他妆出海棠嫣。

二、息园医隐记

人必无所显①，而后得隐②。余显乎哉？余志在医国③，浮沉宦海④数十年，于国事毫无济。即以名位论，不过一中大夫⑤耳。况当叔季之世⑥，并此亦不能得邪！四顾茫茫，行藏⑦莫测。内人告余曰："子非深于医者邪？既不能显达，出所学以医国，何不隐居，行其术以医人？倘能舍彼就此，我闻医亦大夫⑧也。医虽小道，亦自利利他之道也。果如是，吾将与子偕隐而终老。"余曰："诺。"乃卷藏退密⑨，而业大夫之业，因自署为"医隐"焉。是为记。时在壬子之冬，越⑩十七年己巳刻于扇骨。

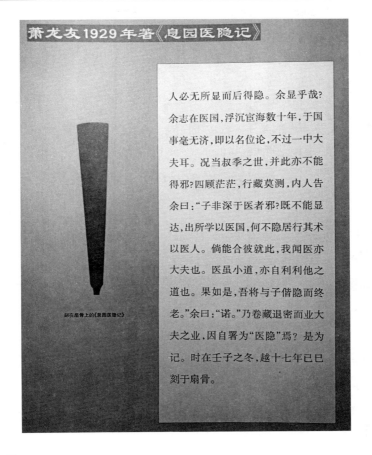

萧龙友1929年著《息园医隐记》

人必无所显而后得隐。余显乎哉?余志在医国,浮沉宦海数十年,于国事毫无济,即以名位论,不过一中大夫耳。况当叔季之世,并此亦不能得邪?四顾茫茫,行藏莫测,内人告余曰:"子非深于医者邪?既不能显达,出所学以医国,何不隐居行其术以医人。倘能合彼就此,我闻医亦大夫也。医虽小道,亦自利利他之道也。果如是,吾将与子偕隐而终老。"余曰:"诺。"乃卷藏退密而业大夫之业,因自署为"医隐"焉?是为记。时在壬子之冬,越十七年已巳刻于扇骨。

刻在扇骨上的《息园医隐记》

注释

①显:高贵,显赫。声名昭著,权势熏灼。

②隐:隐蔽、隐藏。引申为隐伏、归隐。脱离官场,退居乡野。

③医国:指为国家除患祛弊,犹如医治疾病。

④宦(huàn)海:旧以官场险恶,犹如海潮中浮沉无定,故称。

⑤中大夫:明清时文职散官,从三品。

⑥叔季之世:指国家衰乱将亡的年代。此指1912年清朝已经灭亡,辛亥革命第二年,为民国元年。

⑦行藏:《论语·述而》:"用之则行,舍之则藏"。后因以"行藏"指出处或行止。

⑧医亦大(dài)夫:宋代医官,别置大夫以下阶官,徽宗政和间

（1111—1128），改订官阶时始置，今北方仍沿称医生为大夫。

⑨卷藏退密：收拾行李，退居密室。卷（juǎn）：把东西弯曲裹成圆筒形。藏（zàng）：储存大量东西的地方。

⑩壬子之冬：民国元年，1912年冬。越：通"于"，在。《书·大诰》："西土人亦不静，越兹蠢"。孔安国传："西土人亦不安，于此蠢动"。

今译人一定没有显达的机会，然后才能退隐。我显达吗？我志在为国家除患祛弊，浮沉于宦海中好几十年，对于国事却丝毫没有帮助。即使论功名地位，也不过就是一个从三品的中大夫而已。况且正值国家衰乱将亡的时代，就连中大夫这样的功名地位也不能（真正）获得呀！举目四望，迷茫怅惘。用舍行藏，吉凶难料。内助对我说："你不是对于医道有深入研究吗？既然不能显达，发挥儒学来为国家除患祛弊，为什么不退隐市井，运用你的医术来治病救人呢？如果能弃官行医，我听说，医官也是大夫。医学虽然是小道，却也是对自己有利，同时也对别人有利之道。如果真能这样办，我将和你偕同归隐而终老"。我回答说："好！"于是收拾行李，退隐市井，而从事大夫的职业，因而自题为"医隐"。此为记，时间在1912年冬天。翻过1928年，刻在扇骨之上。

三、息园医隐图记

昔贤有言，医可知，不可行。此名论也。盖医为儒门事亲之学。知则遇家有疾病，可以参酌药方，不致为庸医所误。但医学精深，非能通天地人之奥者，不能入大医之门。况关人死生，白头难尽。行则人之性命系于吾身，万一学有不到，则冤死者必多，是生人之术反为杀人之具矣，呜呼！（可）。余学医本为事亲，到今明知其难而何以故犯之？何耶？岂真欲以良医代良相乎？非也！余之贸然行此也者，实出于万不得已，无可如何也！吾家数代，以教官为业①。自科举停，教官废，既不能释褐②登朝，不能不出而为亲民之官（以州郡尚能做事也。小试牛刀③,尚无陨越④。以为长此可以托身矣。不料民气嚣张,百端政变)。欲仍事宦途,而不合时宜⑤。欲改学农夫,而耕无田地。欲变为经商,而无资作本。欲卖书与画,而名经不彰。其他,则无可为者。而家人嗷嗷待哺⑥,亲故咄咄逼人⑦。四顾彷徨。既无朝可立,又无山可藏。唯有隐于医,尚可赡家糊口,而兼顾贫亲。又因连年以来,为人治疾,辄有小效,自信当可一试。遂学韩康长安卖药⑧,而毅然为之。三十年来,小心翼翼,浪得虚名⑨,未犯□□□□□(原稿此五字缺损)故事。而无心之过,则自不及知。非天之怜我,人之谅我,青主⑩之逃名,能如是哉?因扇骨图,以为纪念,并乞知我者一为题识焉,加以训诲,而借勉励作座右铭焉。壬午小雪⑪,玄玄老人识于息园北窗下。(左启标点)

注释

①吾家数代,以教官为业:指萧龙友祖父萧鸿吉,考取道光乙酉拔贡;其父萧端澍考取同治十二年拔贡;萧龙友本人考取光绪二十三年拔贡。

②释褐:脱去布衣(平民服装),换上官服。褐:兽毛或粗麻制成的短衣,古时贫苦人所穿之衣。

③小试牛刀:也作牛刀小试,比喻有很大的才干,先在小事上施展一下,或初出任就显出很有才干。牛刀:宰牛的刀,比喻大材。

④陨越:颠坠。《左传·僖公九年》:"恐陨越于下,以遗天子羞"。

⑤不合时宜:不符合当时的情况和要求。时宜:当时的需要。

⑥嗷嗷待哺:形容饥饿时急于求食的样子。嗷嗷:哀号声。哺:哺育,喂养。

⑦咄咄逼人:形容气势汹汹,盛气凌人。咄咄:表示惊怪的声音。

⑧韩康长安卖药:韩康,东汉京兆(今陕西西安)霸陵人。字伯休,一名恬休。常采药于名山,卖于长安市,口不二价,三十余年。长安市妇孺皆知。后遁入霸陵山中隐居。桓帝备厚礼征聘,中途遁走,以寿终。

⑨浪得虚名:所得名声与实际不符。

⑩青主:即傅山,明末清初阳曲人。字青竹,改字青主。明亡,穿朱衣,住土穴,坚决不出为官。康熙间举博学鸿词,强征至京,以死拒绝就任,放还。文章书画都有盛名,在家以行医为生。

⑪壬午小雪:1942年小雪日。

今译

昔日的贤人有句话:医道可以知晓,却不可以施行。这堪称是著名论断。医道原来是儒家侍奉亲属的学问。知晓医学,如遇家人有疾病,就可以凭其所学参研斟酌医药处方,不至于被庸医耽误。然而,医学精深,不是能够通晓天地人之间的奥妙的人,是不可能进入大医之门的。况且医道关系人的生死,即使研究到头白,也难以穷尽其奥妙。如果行医,别人的性命就拴缚在我的身上。万一所学的医术不全面,那么冤枉而死的人就必定不少。这样一来,救人性命的学术,反而变成杀人的工具了。唉!我学医原本是为了侍奉亲属。到现在,明明知道行医艰难,可为什么还是要故意去违反昔贤的告诫呢?为什么呢?难道真是想用做良医的意愿去代替做良相的志向吗?不是的!我贸然行医,实在是出于万不得已,无可奈何!我家几代人,以教官做职业。自从科举停考,教官废除,既不能入朝当高官,也不能外放而做亲民之官。(在州、郡做亲民之官,尚且可以办些事情。初出任就显出很有才干,尚且没有失职,以为可以长久在官场立身安命了。不料民气嚣张,政变不断。要想照旧在宦途上谋事,已不符合当时的情况)。要想改学农民,耕种却没有田地。要想改做经商,却没有资金起本。要想卖书卖画,名声却不彰显。除此而外,就再也没有可做的了。然而,家人待食,饥寒交迫;亲友(索债),盛气凌人。举目四望,不知所措。既没有朝堂可以立足,又没有山野可以藏身。只有归隐于医林,还可以养家糊口,而且可兼顾贫困的亲友。又因连年以来,为人治病,小有疗效,自信可以试上一试。于是仿效在长安卖药的东汉贤人韩康,毅然(在北京)悬壶济世。行医三十年来,因为小心翼翼,所以虚有声誉。虽然没有发生什么事故,但无心的过失,却也是没有办法获知的。如果不是上苍同情我,世人谅解我,逃名的傅青主,怎能这样幸运呢?因此创作此图,以作纪念,并求知道我的人,题一个跋,给予指点,借以作为勉励我的座右铭。1942小雪日,玄玄老人,记于息园北窗之下。

四、《孙达泉墓志铭》

吾蜀学风陋浅,吾潼尤甚。自南皮张文襄创设尊经书院于成都,征才俊之士,入院肄业,蜀人经史词章之学,始有门径。方骏与孙公达泉,皆书院高才生也。公治经学,余治词章。初不相识,自善化瞿文慎公督学四川,始相见于风檐之下。由是互相切劘,学日以进。君私淑湘潭大师王壬秋先生,邃精三理。自汉唐至明清之学说,靡不贯穿演绎,能观其通。人皆以"后郑"目之,不诬也。屡举不第。仅于光绪癸卯优贡行生于朝,非其志也。先是,余于丁酉岁登拔萃科,与公不相见者六年。余以八旗官学教习叙劳,得知县,分山东,嗣公亦以优贡知县分同省后,相聚于济上。是时,欧风东渐,士习丕变。宦途之得意者,大半皆东西洋留学之士。旧学髦彦,弃如土苴。余与公固穷守道,一如往习澹如也。计其遭遇,得于官者,仅充馆陶厘金局长一年,商埠局科长一年。所至皆有兴废,为人所称。然毛义捧檄之心,终未遂也。而其最有声誉,为东人士至今思慕者,则在充师范学堂及青岛大学汉文教习,盖其所成就之士为多耳。自入民国以来,宦途日卑,志士心短。君亦思母情殷,浩然有归志矣。于其行也,以其次子孝续入京师学堂,嘱余观其成,幸而卒业,得出其所学以问世,以补君生平之阙恨。岁时通音问,知仍教授乡里。私以为隐居山林,必可得伏生之寿,而绵绝学于无替也。未几,孝续持状请铭,曰:"此先君志也。"余始惊君已归道山,而感今怀旧,涕泪交集矣。余虽不文,此为后死者之责,乌敢辞哉!君名忠瀹,三台县翼火乡人。生于咸丰辛酉三月初五日,卒于民国十年岁次辛酉十二月初八日。其三代考妣,皆以君贵,得如例封。有子四人,孝继、孝续、孝缉、孝绰。孝继毕业于成都法政学校,现充三台天台学堂监督。孝续,中国大学毕业,财政部科员。孝缉、孝绰,肄业本县学校。孙四人,均幼。今将于壬戌七月二十七日,葬公于金子山之阳,乃拜手稽首而为之铭曰:运有通塞,而公生不逢。时有显晦,而公命独穷。谁为尼之而丧其躬,谁与彰之而旌其终?呜呼!学问淹雅者,死后必为文雄。卜令闻之永日兮,浩气作为长虹。绵绵子息,宜君宜公。墓门万里,式柏式松。余作此不刊之铭兮,长薶于名山之幽宫。(原载《民国三台县志》卷二十二,标点为笔者所加)

《孙达泉墓志铭》,是萧龙友先生传世散文名篇之一。萧龙友先生善于从朋友的聚散离合的曲折经历中,选取写作素材加以提炼,运用平淡、简洁的笔触,着力展现孙达泉在治学、从政和教学三个方面的卓越成就,以及彼此之间的深厚情谊。先生虽然"无意于感人",但是,"欢愉惨恻之思,溢于言语之外"。

作品在谋篇布局方面,也值得称道。先于叙言部分,记述彼此间的密切交往和深厚友谊,再根据友人的遗嘱,按传记体式撰写墓志和墓铭。如此安排,不仅更能突出孙达泉的成就,而且更能增强文章的真实性和亲切感,从而引起读者的共鸣。看似率意而为,实则匠心独运。

五、《山水四扇屏》

《山水四扇屏》,现藏三台县博物馆,国家三级文物。画心规格65cm×20cm。系谢骏(字乾三)于"光绪辛卯年(1891)嘉平月以应东生三兄大雅之属"而"作于蓉城(成都)醛署□□西轩",自谦为"摹(王)石谷子大意""仿(倪)云林画法"的"写意""涂鸦"之作。画屏上首诗堂,由"癭酉"分别以篆、隶、楷、行四种书体题书诗文,并钤有

"萧氏伯子""龙友所作"等朱文和白文篆章。

据篆章可知，"農（农）酉"当为萧龙友先生早年（在尊经书院深造期间）曾经使用过的别号之一。萧龙友先生"幼年受父教"，不但勤于习字，而且"诵读经史、诸子及名家诗赋"。"1890年赴成都，入尊经书院词章科"之后，在王闿运、瞿鸿机、伍肇龄等大师指导下，与骆成骧、孙忠瀛等学友互相激励，因而更加勤勉奋发，"学日以进"。据"光绪辛卯"年款可知，萧龙友留在《山水四扇屏》诗堂上的书法，乃是他在尊经书院深造期间，用功"临""抚"商周秦汉钟鼎碑帖之代表作。作品得以传存后世，殊为不易。

"书居六艺（礼、乐、射、御、书、术）之五，圣人以之参赞化育，贯彻古今。"因此，古代儒生特别重视研习书法。

在书法教学中，初级阶段之练习，常常被称之为"临""抚"。而《山水四扇屏》之诗堂书法，乃是萧龙友先生进入成都尊经书院一年后，受众多大师指点，书艺大进之力作。足见此二字乃是萧龙友先生的自谦之词。通过这四方诗堂，可知萧龙友先生在尊经书院习书，极重教材品位。如其隶书所"临"乃《西岳华山碑》。此碑全称为《西岳华山庙碑》，简称《华岳碑》，东汉延熹八年（165）立。凡22行，每行37字，为著名汉碑之一。大学者朱彝尊认为：在"方整""流丽""奇古"等三种风格的汉碑中，"惟《华岳碑》正变乖合，靡所不有，兼三者之长，当为汉隶第一品"。有道是"师高弟子强"。"取法乎上者"，所获必优。这是萧龙友先生能以书法名世的关键因素。

谢骏，三台方志未见记载。有知情者谓其是三台县人，并且为萧氏姻亲，时在省城盐务局任职。谢氏祖籍广东平远，清初迁居三台，科甲蝉联，代多贤达。

尊经书院创办于光绪元年（1875），是当时四川省的最高学府。其时，成都虽有锦江书院，但所教课程偏重时文，成就不大。1873—1876年，张之洞担任四川学政，为了发展四川的文化教育，于是1875年在成都城南创办了尊经书院。学生来源是从各府县挑选的高才生一百人;所学课程为经、史、小学、辞章,尤重通经。书院购书万卷,延请名师,为学生创造了良好的学习条件。张之洞曾编撰《輶轩语》和《书目问答》,作为读书指导,又撰写《尊经书院记》,说明办学宗旨,培养蜀中人才,通经致用。1879 年,四川总督丁宝桢聘请湖南著名学者、教育家王闿运(字壬秋)担任尊经书院山长,主讲"公羊"经学。是年,设立尊经书局,刊行书籍。由于张之洞、王闿运等倡导通经致用,注意发掘人才,教学方法也比较灵活,因此尊经书院成为当时四川学术文化的中心,以人才荟萃名闻全国。师生治学严谨,思想活跃,喜欢讨论时政、臧否人物,为改良主义思想在四川的产生和传播创造了条件。

尊经书院自创办以来,不仅使四川沉闷的学术空气为之一新,而且培养了大批人才。近代四川许多"蜀学鸿儒"和改良主义思想的代表人物,如绵竹的杨锐、井研的廖平、富顺的宋育仁、名山的吴之英、广汉的张祥龄、宜宾的彭毓嵩、华阳的范容、合川的张森楷、资中的骆成骧,包括吴玉章和张澜(同盟会元老和中国民主同盟创始人),都是尊经书院的学生。萧龙友先生从 1890 年入尊经书院,至 1897 年赴北京考取拔贡,步入仕途,成为名副其实的"通博之士"和"致用之材",前后时跨八个年头。萧龙友先生对在尊经书院这八年的学习生活,对尊经书院的创办者和主讲书院的大师无比怀念,无比崇敬。他在《孙达泉墓志铭》一文中,称赞尊经书院改变了"吾蜀""吾潼""陋浅"之"学风",为"蜀人经史词章之学"开辟了"门径"。对于这样的评价,尊经书院完全是当之无愧的。

1901 年,清政府实行所谓"新政",通令各省书院改为高等学堂。1903 年,以尊经书院为基础,扩建为四川高等学堂,相当于大学预科。尊经书院和四川高等学堂,就是今日四川大学的前身。

六、指　画

萧龙友先生书法,就像其父萧端澍,"善四体书"。不过在"四体"

之中,尤以行书、隶体为优。而且还兼通"指画",并已达到很高的艺术境界。其所作条屏、扇面,常为民间所珍。有人曾以"诗书画三绝"称誉先生,此毫不为过。

其画若就题材而言,于梅花情有独钟。1951年夏至,在北京息园,有感于"北方只有杏,其名号北梅",乃即兴用手指头濡墨染朱于扇面画梅花一幅,"付燕平外孙(涂传诒,后为北京大学教授,中国科学院院士)拂暑","愿此东南花,移向北方开"。萧龙友先生善画花鸟、山水,尤精于"指画梅花"。为承惊题赠的"指画梅花",系先生"人老半身麻,带病度年华"的垂暮之年的精品力作。虽系"随意"所画,无意求工,却更饶有风韵。

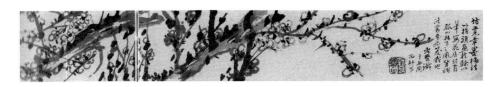

"指画"或称"指头画",于清朝乾隆年间盛行于江南地区。扬州画派高其佩"善用指头作画","有独特风味"。其传承人有李世倬、朱伦瀚等。另据《益州书画家名录》记载,成都华阳人刘锡玲,"法高其佩指头作画,甚有时名"。萧龙友先生的"指画"技法,另有师承。他曾在其所作墨梅图题记中称:"仿王元章墨梅法,以指头画枝干,以笔写花,居然有孤山林下之风"。李渔《芥子园画谱》评述:"圈白花头,不用着色,创于杨补之、吴仲圭、王元章。推其法,真横绝一世"。

指画梅花题诗

人老半身麻，带病度年华。

指头有生活，随意画梅花。

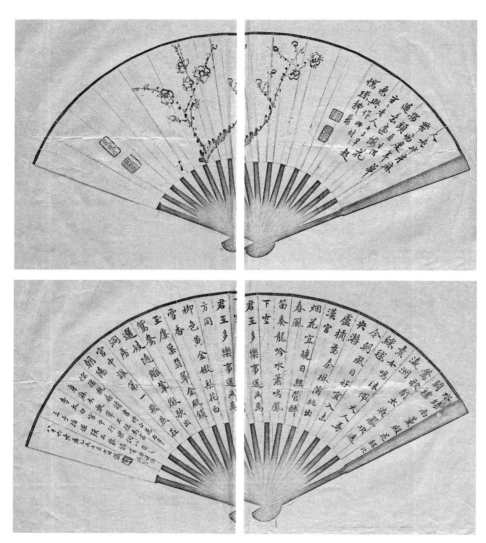

1955 年给孙女肖承惊所作指画及扇面

作者按（肖承悰）：忆祖父萧龙友

我 1940 年 11 月生于北京，那是抗日战争的年代，华北沦陷，父亲从大后方去了浙江大学，当时浙大已西迁至遵义，又被称作"流亡大学"。出生时父亲不在身边，母亲生我半年后也离开北平，追随父亲至遵义。我自幼和祖父、祖母生活在一起，是他们把我抚养长大。我和祖父朝夕相处了 20 年，耳濡目染了他广博的学识、严谨的治学态度、高尚的医风医德，以及他爱国爱民的赤胆忠心，这一切都深深影响着我。

祖父说过，不为良相则为良医。他辞官后悬壶济世，非常敬业。祖父对患者心正意诚，诊病特别认真。他善用小方小药、鲜药，不用贵药，尽量减轻患者负担。

第四章

萧龙友的养生之道

　　萧龙友先生身体多病,曾患肺结核、冠心病、胃病、胆囊炎等痼疾。但他80岁还日日门诊,八十几了还用牙吃甘蔗,至90岁高龄谢世。萧龙友先生长寿的"秘诀"在哪里呢?他的后人总结了这样三条。

　　一是重"养心":要想身体好,心态最重要。用一种良好的心态面对生活,才能身康体健。首先,"养心"的关键所在,为淡泊二字。他对官场很淡泊,对名利二字,他依旧看得很淡。新中国成立后,在中医界领导和人大代表任内,他看问题冷静客观,不带任何个人情绪。1957年,有些年轻气盛的中医界人士邀他加入某党某派,带头对政府发起不重视中医的指责,他态度鲜明地拒绝了。20世纪50年代,他的好友齐白石在国外获国际和平奖金,有的亲友怕龙友老人知道后会觉得自己相形见绌而不敢告诉他。其实,他后来从报上看到这方面的消息却如孩子般地欢天喜地,兴奋得纵声大笑,要亲自上门去给白石老人道喜,让这些亲朋好友惭愧不已。其次,要淡泊名利就要淡泊物欲,萧龙友这一点堪为楷模。他拟了首易懂易记的顺口溜"无价宝",过年时祭祖前给全家念遍,然后郑重贴在"上屋"的西壁上,供全家记取力行。他与家人在物质生活上相当俭朴,但在精神追求,特别是藏书上,则相当富有。那时"藤萝院"的北屋东屋,十间地窨子中的相当一部分都集满藏书。再次,心胸阔大、宽厚博爱。他乐善举,热助人。他自己和直系亲属生活俭朴,但对他人、对族人、对陷入困境的友人,甚至陌生人,总是力所能及地施以援手。新中国成立前,有的亲戚居无定所,萧龙友在西兵马司 22 号后面的玉带胡同购三合院一座,安置了几家亲戚,最后,索性把那座房子赠给了他们。平日,家中常有若干生活无着的朋友来就食,有时他们中饭吃了晚上还来吃,萧龙友和妻子也总是热情接待。那时还常有素不相识的"求帮者"上门求助,萧龙友也总不让他们空手离去。即使后来他自己生活很困难,不得不卖掉半座房子维持生计,但就是在这种窘境下,他也没停止过对族人的帮助。

　　二是擅"养气":"气定"才能"神闲"。这里说的"气",指人的元气、正气、浩然之气。擅"养气"者,元气充足,邪气就难以入侵。"养气"首要是养五脏六腑的元气。萧龙友胃不好,他用保守疗法,自制"佛金散",饭后必用,几十年从不间断,结果胃护理得很好。为了养胃,他严格控制食量,每餐半小碗饭,仅六成甚至仅五成饱。但他在食这半饱之餐时总有许多自制的小菜佐餐,诸如泡菜水豆豉、霉豆腐、节节菜。萧龙友重节食,那时家中孩子患"食火"的病,就让孩子改服流食或尽量少食一两天,总会痊愈。"养气"的另一重要内容是清心寡欲。萧龙友一生不拈花惹草,与妻子一生恩爱,送别老妻时亲题挽联曰"五十年如日",但两人很早就分房而居。20 世纪 50 年代,铁道部一位苏联专家通过任铁道部第三设计院总工程师的萧龙友之子萧瑾,寻求增加性能力的处方,先生告诉他可服几种成药,但致函叮嘱:"五十岁的人,不可多想。""气定神闲",清心寡欲,是先生长寿的另一个重要原因。

　　三是精"养身":先生的日常生活像标准钟一样有规律,每日"凌晨即起",拄杖在四个大院子里走一圈,观花晨练。早餐后准时门诊。午后小睡,下午出诊。每晚十时休息,从不熬夜。先生喜静,但社会活动不少。每日访客不断,可谓"樽中酒不空,座上客常满"。七十寿辰时各界名人来了不少,齐白石、程砚秋等名家为他的寿辰特意作画。梅兰芳那时不在京,但也送上了画作。丰富多彩的信息源让他时刻与外界、与时代保持沟通,使大脑从不停歇地运动。萧龙友喜诗文自娱。逢节假日必命笔,或自勉,或赠人。书画是他养生的重要内容。他尤喜花木,家中种满奇花异草。春天"藤萝院"花香四溢,引来各处的蜜蜂飞来采蜜,蜂鸣之声可以淹没人的讲话声;夏则浓荫蔽日,莲花盛开,花团锦簇,馨馥如醉;秋则海棠挂枝,石榴吐红,大大小小的红枣像大大小小的铃铛;冬则瑞雪与松、梅、竹岁寒三友启人遐思。花木有情,是萧龙友颐养天年不可或缺的朋友。

第五章

收藏家萧龙友

萧龙友先生于医学之外，熟读经史，喜好收藏文物。先生平时喜欢收藏各种古玩和名家字画。小如图章、石砚，大到青铜香炉、钟、鼎，遇到真正的佳品爱不释手，往往不惜尽其囊中所有，买回家中。

他搜集古玩字画不只供暇时把玩，而在于"贮宝积学"、神交古人、陶冶情操、开阔眼界，从而提高自己的艺术创作水平和鉴赏水平。

他搜集古玩字画，极费心力，身后依然捐赠给祖国，给祖国和人民留下了一笔相当丰厚的宝贵遗产。

1961 年萧龙友先生的子女萧瑾、萧璋、萧秋华、萧重华、萧农华遵照其遗嘱，将其所藏书画、碑帖、瓷器、古墨等140 余件（套）文物捐赠给故宫博物院。这些文物反映了萧龙友先生保护祖国文化遗产的诚挚热情，也寄托了萧先生及其子女对故宫博物院的殷切期望。

2010 年 9 月 10 日，故宫举办了"萧龙友先生捐献文物精品展"。展览分为"光致貌美瓷器""墨苑飘香——墨品""妙笔生辉——书画"三个部分，共展出文物 80 件（套）。

在萧龙友先生所捐献的 20 余件瓷器中，有 2 件为宋代作品，其余多为清代作品，包括斗彩、青花、霁蓝釉等品种。它们色彩绚丽,装饰精美,体现出传统审美时尚和各自所处时期的瓷艺特色。其中一件斗彩花篮纹小杯,外底虽署青花楷体"大明成化年制"六字双行款,但从胎、釉、彩及款字特征看,系清代雍正年间所仿著名的明代成化斗彩作品。其色彩清新淡雅,观之使人赏心悦目。

在萧龙友先生所捐献的20余件文房用墨中,不乏清代曹素功、吴天章、王丽文、程公瑜等制墨名家的作品,装饰题材广泛,工艺精湛,反映了清代墨品的工艺风貌。其中的漱芳斋香华清响墨,系清代康熙年间徽州休宁派制墨名家王丽文所制集锦墨之一式,装饰精美,图纹雅致。墨面饰读书图,左上角有填绿行书"香华清响"。其背面有填蓝楷体"瑶琴一曲来薰风,朱文公句"。侧面有阳文楷体"漱芳斋秀桐液墨"。王丽文,名士郁,其墨肆名"漱芳斋"。

萧龙友先生所捐献书画文物共计89件(套),其中既有流传有序的南宋佳作——《萧翼赚兰亭图》卷,也有文嘉、李方膺、查士标等明清绘画名家作品。就绘画的风格而言,文嘉的枯木竹石成扇充满文人墨戏意味;李方膺的墨梅图表现了作者"不知屈曲向春风"的为人品格;清代新安画派画家查士标的山水扇面笔意放荡不羁,跳跃性地构造了中国明清文人画体系。

故宫博物院副院长陈丽华在致辞中说,时值故宫博物院建院85周年,也是捐赠者之一萧龙友先生140周年诞辰,特举办该展以纪念萧龙友先生,表达故宫博物院对萧龙友先生及其家人无私奉献精神的崇高敬意。萧龙友先生所捐文物不仅丰富了故宫博物院的收藏,而且也反映了先生致力于保护祖国文化遗产的拳拳爱国之心。对于先生的仁心义举,故宫博物院永远铭记。

除了捐献给故宫的国之重宝外,萧龙友先生还将大量珍贵的医学资料捐赠给了中国中医研究院(现中国中医科学院)。

萧龙友先生无私为国的精神在家人中代代传承。为了更好地弘扬中医文化,2011年6月20日,萧龙友先生嫡孙女肖承惊教授将祖

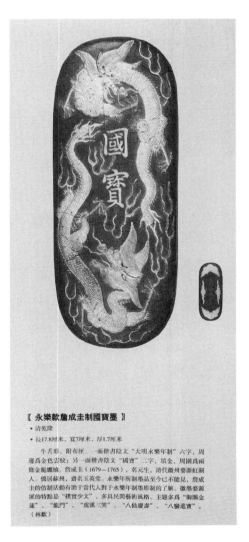

【 永樂款詹成圭制國寶墨 】

• 清乾隆

• 長17.8厘米，寬7厘米，厚1.7厘米

牛舌形，附布匣。一面楷書陰文"大明永樂年制"六字，周邊嵌金色雲紋；另一面楷書陰文"國寶"二字，填金，周圍爲兩條金龍纏繞。詹成圭（1679－1765），名元生，清代徽州婺源虹關人。僑居蘇州，齋名玉英堂。永樂年所製墨品至今已不能見，詹成圭的仿製活動有助于當代人對于永樂年製墨形制的了解。徽墨婺源派的特點是"樸實少文"，多具民間藝術風格。主題多爲"御賜金蓮"、"龍門"、"虎溪三笑"、"八仙慶壽"、"八蠻進寶"。

（林歆）

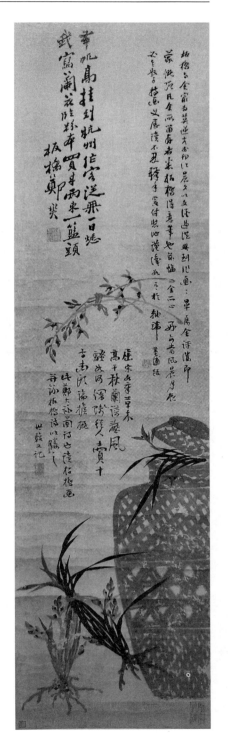

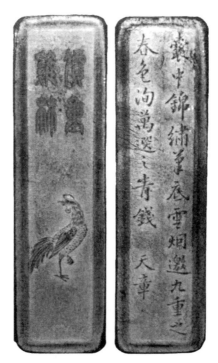

清康熙鸡林墨

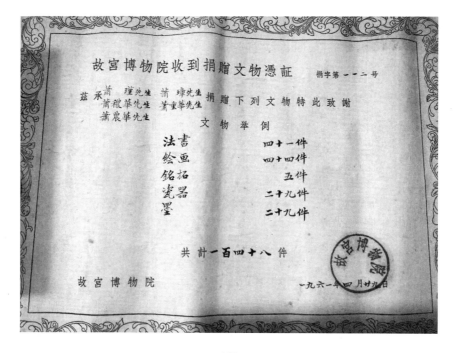

传的道光年间的阿胶无偿捐赠给阿胶博物馆。在本次捐出的的阿胶中，年代最为久远的当属道光二十六年的阿胶，距今已有近 200 年历史，是市面上现存的最老的阿胶。对此，国家非物质文化遗产阿胶制作技艺唯一代表性传承人、东阿阿胶股份有限公司总经理秦玉峰认为，这块阿胶的意义已远远超出物质层面，将其比作凝固的中医药文化也不为过，而在中医药文化的保护上，应当有更多如肖老这般关心中医药事业人，与政企形成合力，联袂保护、传承我们的国粹。

因为在行医时惯常使用阿胶治疗相关疾病，萧龙友平素便注意收藏阿胶。而本次捐赠的道光年间、咸丰年间及民国时期的阿胶均产自阿胶故里——山东省东阿县，后几经周转，为萧龙友所得，此后作为传家宝，先后传至萧龙友之子萧璋和肖承悰教授手中。

作为滋补上品的阿胶，历史上一直售价不菲，而本次捐赠的道光年间的阿胶极有可能是现存可以考证年份最老的，其学术及收藏价值巨大。捐予东阿阿胶后，这些阿胶被妥善存放在东阿阿胶兴建的中国阿胶博物馆内。

"在肖家存放，这些阿胶还只是个人的私物，我们希望它能发挥更大的价值。"有了这个想法后我一直在为阿胶寻找最适合的去处，直到了解到东阿阿胶建有中国阿胶博物馆后，便有意将这些珍贵的阿胶捐给东阿阿胶。相信它能将这些阿胶及其身上浓缩的文化妥善地传承下去。

附篇

萧龙友的故乡:人杰地灵 物华天宝

一、蜀川巨镇 郪道名邦

萧龙友先生的故乡——省级历史文化名城四川三台，自西汉高祖六年（公元前 201）于县南郪江镇设郪县至今，已有 2 200 多年历史。

三台县城潼川镇地理坐标东经 105°05′，北纬 36°06′，面积 3 平方公里。其地四面环山，二水汇流。"文峰峙左，印台居右;龙顶、牛头蜿蜒于西北,涪江、凯水萦绕于东南"。"地当四达之冲,路扼两川(东川、西川)之要",因而被誉为"益州(成都)门户"和"果阆(南充、阆中)襟喉"。

两汉时,此地为郪县平阳乡故地。晋置北伍城县,为新城郡治所。西魏改称昌城县,为新州治所。隋唐称梓州。唐时,剑南东川节度使驻于此,一度辖 15 州 89 县,成为与西川成都齐名的"蜀川巨镇,郪道名邦"(《宋本方舆胜览》卷六十二)。宋时为潼川府路治所。元朝为潼川府治所。明朝为潼川州治所。清雍正时升州为府,增设三台县为府治。民国时期撤府存县,沿用至今。

潼川古城始筑于南朝宋代元嘉年间。唐、宋、元、明屡有兴废。

　　清朝乾隆年间，三台知县徐世楹，向朝廷申请"帑金"三万五千五百多两白银，作为修城之费，于乾隆三十二年至乾隆三十五年三年间，对三台县城之城垣及谯楼等，进行了空前规模的改造。城垣全部改土筑为石砌；墙体普遍加高增厚；城墙上设炮台九座，置垛口二千余垛。南北东西，共开四门（后增为五门）；四门城头，重筑谯楼（后增为五楼）。城外绕池，"池阔四丈"。潼川从此固若金汤。乾隆五十年，三台知县郑璇在《重修三台县城垣碑记》中，对徐世楹主持完成的这项空前规模的城建壮举，进行了生动的描述："城之栉比鳞次，既坚既密，崭然其高，妥然其长，环然其周，腹然其拥，壮观瞻而卫闾阎。"并且认为，此举"诚足以副圣天子眷注民生之德意也"。

　　乾隆时石城城垣"高一丈四尺"（约合 4.6 米），"礅高一丈七尺"（约合 5.6 米），"厚六尺"（合 2 米），"周九里三分"（合 4.65 公里）。现存 2 公里。其中，以东门至南门和南门至老西门两段保存较好。五大城门仅存东门和南门。

　　南门城墙高 6 米，厚 10 米，以条石浆砌。门洞为纵联式券拱，装对开木门。木门外包铁皮，用门钉十二排；门高 4 米，宽 1.8~2 米。谯楼建于城门上方南北城墙之间的长方形平台上。采用木结构，抬梁式，结双重檐歇山顶。在梁柱构架和使用方面，为具有元代遗风的"减柱造"。南城谯楼距方家街萧家公寓近在咫尺。萧龙友先生回故乡探亲访友，此楼是必游之处。其时，由此出南门，直抵南外街和南济渡，是南下鲁班古镇祭祖行程的必经之地，所遗游踪，至今仍为父老津津乐道。

　　城内街道为棋盘式。以东、西、南、北等四大主街为主干道，通往各大城门。其他街巷按东西、南北两向平行排列。沿街居民原来饮用井泉水。城中水井多达九十多口。其中，以北街顾公井、南街三角井、东街双水井、学街松花井等最负盛名。自唐宋以来，此地长期为蚕丝织造中心和产盐重镇。清朝、民国时，潼川豆豉和金双鹿牌生丝等驰誉九州及海外，与长安、汴梁和成都、重庆等地商贾，往来频繁，故其传统居民院落,既有西南民居传统特色,又明显受北方建筑营造法式影响。以"四合院"(四水归堂)、"三合院"(一正两厢)为代表的民居院落,鳞次栉比,彼呼此应。

　　学街谭家祠、王家祠,老西街陈家祠,方家街的萧家公寓(萧鸿吉、萧端澍、萧龙友祖孙在三台县城的故居)、曾家祠,陡坡子的谢氏祠,清真巷的清真寺,东街草堂书院(原杜甫草堂)遗址,以及清代四川提学使在潼川府草堂书院主持秀才科考的"贡院"和"考棚"、学街文庙泮桥和乡贤祠与名宦祠大成殿等,大多留有萧氏祖孙的足迹。

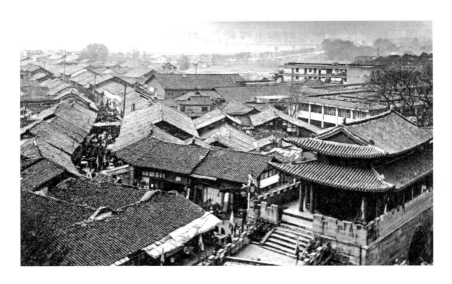

　　萧家公寓也称萧公馆,坐落于方家街南段。拥有建筑1 000余平方米。主体建筑坐西向东,全为木构悬山顶小青瓦屋。一进当街,为商铺,面阔6柱5间19米,明间宽5米,次间、梢间宽3.5米,进深8米。二进规格与一进相同。中设厅堂,为接待来客和洽谈商务之所,两侧设书屋。三进面阔仍是6柱5间19米,但进深仅5.6米,中设祖祠,置萧氏祖宗牌位。两侧设佛堂,主人居室,最西端设花园、仓库、厨房及佣人居室等。在一进和二进之间,南北厢房面阔6米,进深5米,在二进和三进之间,南北厢房面阔5.5米,进深5米。在三进和院底围墙之间,南北厢房面阔5.5米,进深5米。其建筑大体为自东至西三个四合院落组成。布局严谨,风格古朴。"萧公馆"始建于清朝道光年间,民国时期萧龙友先生曾出资培修。现由三台县人民政府投资,按历史风貌进行打造,以展示和弘扬萧龙友医道和中医文化。

在南外街和江西街中段,还有一条小巷,人称萧公巷,亦得名于萧氏先贤。

三台文庙"在县城东南。宋庆历(1041—1048)中建。自嘉祐(1056—1063)迄嘉泰(1201—1204)凡百五十余年,七经增修。嘉泰四年(1204),教授马载甫撰记。嘉定六年(1213),显谟阁直学士刘甲重修,教授任炎佐撰记。明宣德间,知州高谊重修,有记。天顺七年(1463)重修。成化四年(1468),节判黄道显重修,有记。明末经兵燹,仅存大成殿。清初,增修完备。康熙二十三年(1684),颁"万世师表"匾额。雍正四年(1726),颁"生民未有"匾额。乾隆五年(1740),颁"与天地参"匾额。乾隆五十年(1785),知府张松孙集款重修,自大成殿、两庑、戟门、宫墙、泮池,皆次第修整。更念祭器、乐器,尚多未备,遵太常寺颁发图式,远购于江南。挑选优生演习乐舞,以襄祀典。嘉庆四年(1799),颁"圣集大成"匾额。嘉庆五年(1800),知府鲁华祝重修。嘉庆二十年(1815),三台县知县沈昭兴重修,有记。光绪二年(1876),邦人士集资培修。宣统元年(1909)知府吴保龄,换盖黄瓦,墙壁均绘黄色,祭器、乐器,添置益备。

明朝天顺年间,"太守谭侯道生,自下车以来,慨古伤今,以兴学为己任",在"文庙明伦堂之前,建二雁塔于堂之左右,覆以二亭,极其华美。一则,列科目之名;一则,列经明行修之士于上。自国初迄于今,日记若干名。又虚其余以待来哲"。传至清代朝"雍正丙午(1726)",因"风雨磨灭",雁塔所刊,已只能"谨识十之二三"。其时,三台城南萝渡溪滋善堂谭氏,"家世淳朴,艺业孙吴。仲子(谭行义)先发,受业秦西。伯氏父子,相继鹰扬。父既联捷,子将踵后"。特"捐修新塔,依照潼志,刊载历代科名,左文右武一一重修"。潼川知州程之璋,作记刊石。其后,潼川州七县(中江、射洪、盐亭、遂宁、蓬溪、安岳、乐至）和潼川府八县（雍正十二年升潼川州为潼川府，增设三台县为附郭首县，加上原州辖七县，共八县），文、武两科进士、举人、贡生，均依先后次序，逐科刊刻其上。萧鸿洁、萧端澍、萧端洁、萧方骏（龙友）、萧方骅等萧氏名贤，均于左侧雁塔之上题有芳名。

　　在文庙之最西端建筑尊经阁下，所存由"唐颜元孙撰，颜真卿书"——《颜氏干禄字书碑》，简称《干禄字书》《干禄碑》。据记载，此碑始刻于浙江湖州刺史厅之墨妙亭内，是唐代杰出书法家颜真卿在唐大历九年（774）在此任刺史时所刻。由于此碑内容乃"干禄"（求取俸禄）之工具，与儒生科考"升沉是系"，再加上为颜真卿楷书代表作中"笔力精劲"的小字，故捶拓者络绎不绝，致使碑刻仅存数十年，便告废毁。唐开成四年（839），杨汉公据真迹重刻置于原址，但传存不久，再告毁废。南宋绍兴十二年（1142），任湖州刺史的宇文时中得

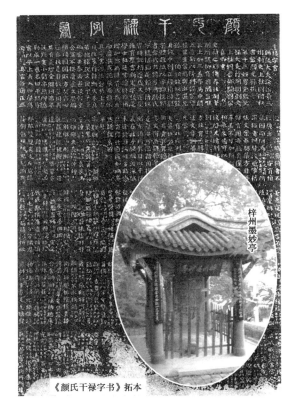

梓州墨妙亭

《颜氏干禄字书》拓本

《干禄碑》拓本和真迹残本，调四川潼川府为官，乃"二本参校"，"令通颜书之士，重行摹刻于石"，置于潼川（今三台）文庙之尊经阁下，保存至新中国成立，后迁琴泉寺蟠龙园建梓州墨妙亭予以珍护。三台颜氏族众以此为号召，发起成立四川省颜子文化研究会，并成功举办第十一届世界颜氏文化联谊大会。此碑由宋至今，一直是潼川儒生临习的首选楷书范本。萧龙友及其先祖、父叔等人，在县学、府学攻读诗书时，皆对此碑情有独钟。

在三台文庙之西，有草堂书院和贡院。

草堂书院因附近之草堂寺得名。草堂寺相传为盛唐伟大诗人杜甫之寓所。后人为纪念杜甫，改建为草堂书院。

唐代宗宝应元年（762）七月，成都尹兼剑南两川节度使严武奉诏入朝，"诗圣"杜甫（712—770）送至绵州，适逢剑南兵马使徐知道在成都叛乱，西川震恐，只好只身转赴梓州避难。同年冬天，杜甫自成都接家眷、子女至梓州，筑草堂于州城，开始了"一年居梓州"的客居生活。其间，常去州城附近的牛头山、长平山、印盒山访古览胜，饮酒赋诗，也曾到相邻州县游历。所到之处，多有题咏。他在《上牛头寺》一诗中，对牛头山"花浓春寺静，竹细野池幽"的胜景，留恋不已。他对"江山有巴蜀，栋宇自齐梁"的印盒山兜率寺和"莺花随世界，楼阁倚山巅"的长平山惠义寺，更是一往情深。他到涪城县访古，写下《涪城县香积寺官阁》一诗："寺下春江深不流，山腰官阁迥添愁。含风翠壁孤云细，背日丹枫万木稠。小院回廊春寂寂，浴凫飞鹭晚悠悠。诸天合在藤萝外，昏黑应须到上头。"香积寺官阁在三台县北刘营镇北，东临涪江，依悬崖峭壁而建。登阁东望，古涪城县遗址尽收眼底。自从杜甫于此留题之后，慕"诗圣"盛名而前去造访者络绎不绝。从北宋熙宁至南宋嘉定年间，在以官阁遗址为中心的石壁间，宋代官吏、文士的诗文书法摩崖题刻，多达10余方。这些作品，或以文辞取胜，或以书法见长，与杜甫诗篇一道，备受梓州人民的珍视。广德元年（763）五月，安史叛军头目史思明之子史朝义被其部将缢死，历经七八年之久的战乱终告结束。杜甫闻讯，欣喜若狂，在梓州草堂挥毫写下其"生平第一首"抒发喜悦心情的"快诗"——七律《闻官军收河南河北》："剑外忽传收蓟北，初闻涕泪满衣裳。却看妻子愁何在？漫卷诗书喜欲狂。白日放歌须纵酒，青春做伴好还乡。即从巴峡穿巫峡，便下襄阳向洛阳。"全诗一气呵成，感情奔放，明快自然，把他几年来胸中的郁闷和忧伤，一扫而尽，读之令人欢欣鼓舞。据统计，杜甫在梓州期间，共留下近200首体裁多样、内容丰富的诗作。这是"诗圣"留给梓州人民的无比宝贵的文化遗产和精神财富。明朝时，潼川知州张辉南倡首，参知（即明朝布政使，掌民政、财政，正二品）梁尚贤、宪使（即明朝按察使，掌刑法和监察，正三品）王元德等官员"捐金度木"，选址牛头山巅，创建"工部草堂"。清朝乾隆年间，潼川知府费元龙等，又在相传为杜甫梓州草堂遗址——草堂书院（今三台中学内）创建杜甫祠，祀杜甫画像，后来扩建为李杜祠，在全川首开合祀李白、杜甫先河。1984年，三台县人民政府又在工部草堂遗址重建梓州杜甫草堂。2007~2009年，三台县人民政府再度投入巨额资金精心打造梓州杜甫草堂。"诗圣"杜甫，必将永远受到人们的景仰和怀念！

贡院即宋代官学——"梓学"之别称。内设"考棚"，乃川北地区儒生考取秀才功名之地。

萧鸿吉、萧端澍、萧龙友祖孙父子的秀才功名，都是在这里考取的。

鼎盛时期的梓州城，迁客骚人荟萃，名家诗赋争辉。除前文叙及的杜甫外，还有初唐王勃、杨炯、卢照邻，盛唐李白、王维，中晚唐元稹、李商隐、贾岛、李洞等著名诗人的"梓州诗文"。他们的诗同杜甫的作品一样，千百年来，一直为川人竞相传唱。

1996年，四川省人民政府公布潼川古城墙为文物保护单位。2013年4月，国务院以《国发［2013］13号》文件，公布为第七批全国重点文物保护单位。同时公布的第七批全国重点文物保护单位，还有三台县的云台观和尊胜寺。加上此前公布的全国重点文物保护单位郪江崖墓群,三台现已拥有全国重点文物保护单位 4 处,省级历史文化名城、名镇各 1 座。除 AAA 景区梓州杜甫草堂外,还有省级文物保护单位琴泉寺、东北二塔、蓝池庙、玉皇庙、广东馆等 6 处。

二、鲁班古镇

采石江边一堆土,李白诗名高千古。

来来往往一首诗,鲁班门前弄大斧。

——题李太白墓（元·梅之焕）

在中国,能够像盛唐伟大诗人李白一样"名高千古"的鲁班,是春秋时期鲁国(在今山东省)人。姓鲁(一说姓公输,一说无姓氏,鲁为其国籍),名班(也作盘),字公输。巧于"雕镂刻画,经营宫室"和"制作舟车器皿"。民间传说,一些重要的木工工具(如锯子、刨子等)都是鲁班的创造发明。

《鲁班经》记载,鲁班出生于"鲁定公三年(公元前 507)五月七日",又于"十月二十日"在"扬州得道"(一说"得道洪州")。故后世以每年的"五月初七"和"十月二十日"为"鲁班庙"的赶会日。鲁班"年四十,隐于历山,得异人秘诀,云游天下,白日飞升",成为"仙师"。后世"工匠祈祷,靡不辄应"。于是,"鲁班信仰"在我国民间,历数千年而长盛不衰。全国各地因此出现了许许多多的"鲁班胜迹"。其中,鲁班古镇(今鲁班湖区)之鲁班桥当属四川三台地区最著名和最古老的"鲁班胜迹"。鲁班桥畔鲁班庙,有副语言俚俗,而哲理深刻的名联。

其联云:"扁石头,搭拱桥,通南通北;弯竹子,花直篾,编东编西。"

清朝雍正八年(1730),"落板桥"因年久失修而垮塌后,当地绅民,募集资金,在原址改建石拱桥。由于上下齐心,这项工程,进展十分顺利。唯独在券拱合龙时发现,尚缺一块楔形石。古时候,券拱合龙是相当重大的事情,一般都要举行隆重的仪式,而且都是"看就日子定就期"，不但日子不能改变，甚至连时刻也不允许提前和推迟。

在这节骨眼上，一位先前在工地上不为工头注意的驼背老头留下的猪槽石，正好派上大用。于是，新造的石拱桥得以如期竣工。直至此时，人们才恍然大悟。原来那个驼背老头，乃是"鲁班仙师"的化身。于是，人们便将此桥命名为鲁班桥，并于桥头建庙祭祀。当地雷秀才，据此传说，以"竹""石"为喻，为鲁班庙补撰了此联。

鲁班桥是古老的"成都官道"上的著名桥梁。"成都官道"是古时巴、蜀二国之间，最重要的陆路交通线。"成都官道"开辟时间甚早。晋人陈寿的《三国志》提到的"广汉郪道""成都之路"都是指的这条古驿道。历史上许多重大活动（事件）均发生于此，如东汉建安十九年（214），蜀汉丞相诸葛亮由此到郪县巡察，于"会军堂"山受到郪县百姓盛宴款待；东汉建安二十三年（218），世掌部曲的郪人马秦、高胜聚众反叛；景耀六年（263），蜀汉大将军姜维为钟会、邓艾所败，引蜀汉主力四五万人由此向成都退却，于半途获后主敕令，"解甲投戈"降魏，"军前将士咸怒，拔刀砍石"；等等。"成都官道"西起成都，途经新都、金堂、中江、三台、射洪等地而至万县，全长 1 380 公里。其中的"郪道"即三台段，全长 82 华里，自中江柏树乡界起，入县域白店。

作为地当"成都官道"三台段交通要冲的鲁班古镇，在清朝最盛时，拥有二宫五馆，即三圣宫、六府宫、广东馆、陕西馆、永州馆、黄州馆和江西馆，系明末清初聚会于此的"湖广填川移民"，为"奉其原籍地方通祀之神"而建修的"各省同乡聚会之所"（陈世松《大变迁："湖广填四川"影响解读》）。当地民间广为流传的一则民谣，生动而真实地反映了镇上几大会馆的概貌："六府宫跑马射箭，广东馆绩麻纺线，陕西馆无人看见，永州馆金銮宝殿，黄州馆稀网耙烂，三圣宫香烟不断，江西馆摆摊设店"。

据记载，萧龙友先生家族的迁川"开基先祖"最初的落脚点，正是镇上的"江西馆"，最初的谋生手段，正是"摆摊设店"。鲁班古镇，真正是从江西泰和走出的萧氏家族迁居四川三台时的"第一故乡"。

書馬殷死焚香祝天曰避亂莫如避世越數年其子
希萼希廣兄弟爭國軍逖力諫不從國內大亂蕭氏
宗族偕黎庶分奔莫知所適惟軍逖弟兄三人攜妻
挈子適治邦以存宗祀馬氏遣兵追逐因匿道旁水
梘下逮免長沙有黃李二姓乃蕭氏之世姻爲追軍
逖力諫不從遂遷怒於二姓盡殺之軍逖弟兄同筮
所止得易之坎遂誓逢水則止兄因歸吉安卽今
江西吉安府泰和縣早禾渡既而分散一居江西▢
州之臨川一居龍泉之上州吉安府一居廣東之惠

鲁班古镇如一字长蛇,蜿蜒伸展于夹马槽谷底,呈西北东南走向,长达2公里。《鲁班乡志》记载,民国乱世,金堂、中江土匪多次于光天化日之下到古镇洗劫。乡政府乃于上下场口,设立寨栅,练团勇把守。秀才王梦熊撰联刻木悬于栅门楹柱:"守夜登楼,四面灵通知警报;抱关击柝,两头防御保公安"。街上有饮食、茶旅、土产、烧酒、丝烟、铜铁器具、中医中药、丝绸、棉布店铺作坊等90余家。其中中药铺多达6家。药铺最知名的即为萧氏家族所开。

鲁班古镇雷五娘木偶戏班在清末和民国时期远近闻名。1953年成立的鲁班川剧团传人,曾在《四川日报》展示风采。

鲁班古镇马祖寺,坐落在鲁班镇三柏办事处"凤凰山嘴",是誉满中韩的佛教圣地。

凤凰山"灵秀特异,形势如凤凰翔于空中,翻身落地,嘴从中脉抽出；身是庙右边顾砂，活动如生；左翼抱护，是庙左边顾砂，生动欲飞；足伸于前，作庙案山"（《民国三台县志·山川志》）。历史上的马祖寺，布局严谨，建筑宏丽，规模巨大，香火极盛，至今仍存千年银杏二株，古柏三株，以及历代众多寺僧墓塔和碑碣。据记载，其寺"建于唐朝"。"其时，有道一禅师，卓锡于此。其后，道成，遂称其庙为'马祖寺'"。历宋、元，至"明天顺七年，一峰禅师培修"。

马祖即洪州道一禅师，"姓马氏，汉州（今四川德阳市什邡市）人也"。"削发"于资州唐和尚，"受具"于渝州圆律师。后投成都净众寺（一作净泉寺），成为无相"法脉"的"继承"者。无相俗姓金氏。本为"辰韩（韩国）显族"，是"彼土王"之"第三子"。后落发登戒，云游华夏，受到唐玄宗召见。入蜀拜智诜、处寂为师，处寂授法号为"无相"。玄宗入蜀，曾迎请无相入内殿求教。无相在成都倡建"净泉、大慈、菩提、宁国等寺，外邑兰若、钟塔，不可悉数。"至德元年（756年），无疾示灭，年77岁。梓州慧义寺（今三台琴泉寺）"四证堂"推"无相"为"四证"之首，并请当时名家绘制无相法像。"大历中"（766—779），马祖作为当时的高僧，初时"著称"于"洪州"（今江西南昌）开元寺，其后，影响及中韩。据韩国延世大学禅宗史学家闵咏圭教授考证，马祖为韩国"新罗九山禅门"的始祖，著名的《祖堂集》所记载的新罗僧，全是马祖直弟子或法孙的弟子"（《四川文物》1993年第3期）。马祖无疑是中韩佛教文化交往史上极其重要的代表人物。

一年一度传承千年的马祖寺庙会，现已公布为非物质文化遗产，先后受到三台县和绵阳市人民政府的保护。

鲁班湖是三台十多万民工自1970—1983年建成的人民渠七期工程都江堰灌溉渠系的一个大型囤蓄水库。总库容2.94亿立方米，可以灌溉三台、射洪、蓬溪三县耕地62万多亩。三县农村延续数千年的"三年一小旱，五年一大旱；十年九不收，吃水贵如油"的贫穷落后的历史，在水库落成后，被永远终结。镶嵌在竣工纪念碑上的共和国开国上将、国务院副总理、国防部长张爱萍将军"向鲁班水库建设

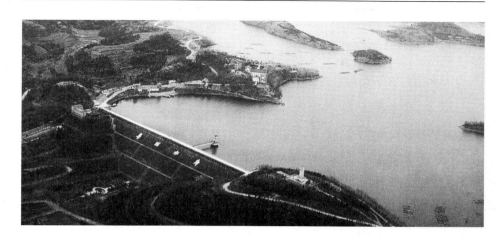

者致敬"的题词，表达了灌区数百万人民和广大游人的共同心声。

鲁班湖落成后，除盛水垭上的三圣宫局部幸存外，鲁班古镇包括鲁班萧氏迁川始祖及亲友建在镇上之故居等，全部变成了水乡泽国。

在清朝末年至民国初期，鲁班古镇曾涌现出"中华民国"开国元勋卢仲琳，朱德元帅云南讲武堂校友、川军名将赖兴辉和贵州省省长彭汉章等名人。

不过，鲁班古镇人文最盛之家，还是以萧龙友先生为杰出代表的鲁班萧氏。

三、鲁班萧氏人文盛

清修《萧氏族谱》记载，萧氏始祖为殷商王室贵族。司马迁《史记·微子世家》记载：微子乃商纣王庶兄（非正室所生，寄养于外之长兄），名启。因多次劝谏纣王不听而去国。周灭商，称臣于周。《尚书》有"微子篇"，相传为记述微子与父师箕子，少师比干问答之辞。微子墓在山东微山湖之微山岛。微山地区之湖、山、岛，皆以微子得名。经笔者考证，汉晋郏县门阀大姓王氏、李氏先祖，分别为商朝贵族比干和箕子。"周封微子于宋"。"自微子至二十一世叔大心者，以曹师平南宫长万有功，封于萧，列为附庸，即今江苏徐州府萧县，遂以所封之邑为姓"。唐末，"国内大乱，萧氏宗族，偕黎庶分奔，莫知所适"。后几经辗转，"因归吉安"，子孙世居"今江西吉安府泰和县"地区，并迅速发展成为吉安地区的名门大姓。

以萧龙友先生为杰出代表的"鲁班萧氏"，为三台鲁班桥地区近现代最负盛名的官宦世家和儒医名门。以其祖籍江西，亦称"江西萧氏"。清朝乾隆年间，鲁班萧氏迁川祖萧聚泰到达三台后，发现"邑南心月乡"（今鲁班镇）地当"成都官道"，往来方便，客商众多，生意兴隆，财源茂盛，遂率妻室子女定居于于此，垦荒种地，兼营药铺。由清朝道光乙酉年（1825）拔贡萧鸿吉起，祖孙父子，世代隆昌，人文之盛，川北罕及。

萧龙友祖父——萧鸿吉，字仪可，道光乙酉年（1825）拔贡。"居家以孝友闻。博通群籍，点勘精勤。著书十万字，足迹半天下。一时名士大夫，咸礼重之。有以非义干托者，复峻拒之。咸丰间官雅安教谕，课士谆谆，门下多知名士"。萧鸿吉同时精于诗词书画，刊有诗集随笔等多部著作传世，《民国三台县志》有传。《民国三台县志》录有萧鸿吉诗作。

萧龙友之父——萧端澍，萧鸿吉长子。清朝同治十二年（1873）拔贡。光绪十四年（1888）举人，历官湖北大冶、藻阳等地知县。以政绩卓异，升任直隶（今河北保定）知州。善四体（真、草、隶、篆）书，远近闻名。《民国三台县志》《益州书画家名录》有传。

萧龙友之叔父——萧端洁，萧鸿吉次子，光绪二十八年（1902）举人。由内阁中书授军机章京。军机章京，主要协助军机大臣晋见皇帝商谈军政要务，承旨出政，俗称"小军机"。萧端洁也甚有书名。《益州书画家名录》称其书风"在欧（阳询）、赵（松雪）之间。近时（清光绪朝至民国初）罕有其匹"。

（一）萧鸿吉传世诗作

栎，俗称青冈，落叶灌木。《民国三台县志》卷十三云："青冈树，叶薄而青,至秋黄赤色。皮间如虫蚀状。子能肥豕,叶可饲山蚕。王木刚韧,薪炭尚之,无栋梁之用。"《民国三台县志》卷二十三收有萧鸿吉、王龙勋等名儒题咏王氏府第瑞栋的诗歌。

萧鸿吉　瑞栎山房歌

仆馆主王竺荣先生家,不知其宅后有连理树也。昨同散步见焉,叹赏久之,为之作《瑞栎歌》以赠,并以署为宅名。栎,俗所谓青冈也。时道光乙巳仲秋。

> 百年老树生嘉祥,气丰骨劲形容苍。
> 一根两干大盈抱,下开中合枝分张。
>
> 连理奇瑞不自表,郁郁但饱雪与霜。
> 鲜花入春融残黛,风叶卷秋飞乱黄。
>
> 主人见惯了不异,更谁题品相夸张。
> 我昨一见出意外,摩挲叹息情难忘。
>
> 从来种树如种德,善相久植家余芳。
> 金茎九芝禾六秀,闾里之荣邦国光。
>
> 君家昔有宰相树,满庭浓荫枝柯香。
> 莫嫌此木老樗散,中有佳气深舍藏。

（二）萧端澍传世书法

萧端澍的书法作品流传甚广,传世较多。这里赏介笔者所知的三件。

1.《重修子云亭碑记》

《重修子云亭碑记》此碑系"大清光绪十有八年岁次壬辰季冬月","四川所首称贤吏"弼堂,主持改建成都子云亭告竣之际,成都官绅所立。碑石置成都子云亭，拓本见于三台县博物馆。碑记由王树楠撰文，萧端澍书丹，陈学文、陈学富镌刻。萧端澍、王树楠在《益州书画家名录》中均有词条。文美，书工，刻精，世称"三绝"。碑石高150厘米，宽80厘米。碑文右读，纵排21行，满行40字，楷书，阴刻，字大2.5厘米×2.5厘米。

"唐四大家孰与侔？欧虞颜柳各千秋。姿仪端肃称唐楷，廊庙亭台运笔稠。"（刘仲才七绝《学书杂咏》之二十二"）居于"唐楷四大家"之首的"欧"，"欧"指欧阳询（或兼指欧阳询、欧阳通父子）。欧阳询，字信本，潭州临湘（今湖南长沙）人。官至太子率更令，故人称他的字为"率更体"。其代表书作以《皇甫诞碑》《化度寺邕禅师塔铭》《九成宫醴泉铭》和《温彦博碑》最负盛名。萧端澍《重修子云亭碑记》，笔画扎实，以方为主，横画布排严整，直笔劲挺，中宫内敛，尽得"率更体"之神韵，并且兼具形容繁密，体势拗峭，借让沉着，结构谨严等"小欧"遗风。

2. 寿联

"光绪壬寅（1902）季春，权武昌大冶县事"之时，萧端澍为其同宗兄长萧逊之"七旬晋一华诞"撰写的八字寿联："名重吾宗，情娱三好；德薰邑土，嘏锡遐龄"，是充分展示萧端澍大字丰腴端庄、浑厚雄强书法风貌的代表作。此联现藏三台县博物馆。作品长209厘米，宽50厘米。联文字大25厘米×28厘米，边款字大5厘米×7厘米。对仗工稳，书法上乘，"书对双绝"，名副其实。

3.《致王润苍手札》

萧端澍《致王润苍手札》凡4页，粉红彩笺，规格24.5厘米×13厘米。文字行草，墨书，纵排，右读，凡32行。其文云："润弟老同年世大人复鉴：前月杪接奉手教，备聆一是。藉悉升祺潭祉，万事从心。引跂德门，曷胜欣慰？澍赋性戆拙，不解趋时。自触忤中峰以来，附和者何仅同辈，即俨然高位，亦且复与贱子为难。直摇到广雅先生前，已觉半疑半信。犹信苍天有眼，实未浮收一文，经后任反复查明，通禀各宪,始得水落石出,心迹昭然。嗟乎! 我中国岂真有挽回之一日耶? 吾不信也! 武昌县终年好处,全在四五两月中,已被成都赖伯容代理刮去。南皮敦促到任,不得不来。自六月至九秋,皆是赔垫时候。人得饱囊而去,我则枵腹从公。而地方之刁,较大冶尤胜。四川官猛于虎,湖北绅大如牛。大冶亏累万余金,此生断无了清之日。吾弟深悔不得州县,澍则深悔不听先祖之言。此中苦情,局外人万不能悬揣也。四小儿极承训迪,感曷可言? 此子尚少世情,将来或望成就,然要皆蒙老年伯培植。为之父兄者,不过坐享成功而已。世兄颖悟天生,又复恭谨沉默,庙堂伟器,夫复何疑? 来示尚多谦辞,岂自爱而不知其美? 飞黄腾达,在指顾间,真君家千里驹,一可当百。丙午、丁未乡、会联捷,澍将拭目俟之。共得长句十六章,抄尘吟坛粲政。满纸怨诽,均是由衷之言,不足云诗,只可作冤单阅可耳。大小儿尚无得缺消息。薇坦又将图南,三年辛劳,化作乌有。宦场瞬变,真是无常。拉杂复陈,敬颂阁弟均祉。附呈拙作,尚希赐教为幸。年世小兄端澍顿首。八月初二日自武昌县署书寄。"另在书札首页右下空白处,补书4行小字云:"正封发间,得大小儿来电,委署济宁州嘉祥县知县。缺分清苦,兼有河工。然到省两年即得地方,亦幸事也。"(标点为笔者所加)

萧端澍仅见的书信真迹作于其由湖北大冶转赴武昌知县任和其长子萧方骏委署济宁州嘉祥县知县的光绪二十六年(1900)。内容有六:①叙述作者在大冶时,以"赋性戆拙,不解趋时",而"触忤中锋",从而导致其本人遭人诬陷,其子也牵连受累的严重后果。②介绍在"南皮"(即湖广总督张之洞)的"敦促"下,于是年之"赔垫时候"赴武昌知县任之苦恼。③拜托"老年兄"王润苍(王与萧端澍为同榜举人)"培植"其"四小儿",即萧方骅(萧端澍共生六男,长方骏,次方骥,三方骐,四方骅,五方骎,六方骙。萧方骅于光绪二十八年(1902)考取壬寅科副贡,历任山东即墨、黄县知县。)④劝勉王润苍参加"丙午、丁未乡、会"。⑤交流诗稿。⑥补叙其"大小儿"(即萧方骏)"委署济宁州嘉祥县知县"之"喜讯"。不难看出,当时社会吏治的腐败、官场的黑暗、仕途的险恶，这件手札均做了真实而生动的揭露和抨击。可惜抒写其"赴武昌"之"牢骚感喟"之"长句十六章"，业已失传。

此札行草，运笔翻侧有力，笔致挺秀清新，虚实安排，虽不经心，却益见韵致。

"王润苍"，名世芬，三台奎木乡（今三台三元镇）人。光绪十四年举人，曾官天全州训导，后主讲于三台各大书院，一时俊彦如左攀龙等，多出门下。工书，能诗。著有《张船山先生年谱》等。

（三）萧龙友后代传承

萧龙友生养三子四女，前妻安夫人因病过世较早，留有长子萧世琛（字元献），耳聋，自幼随父学习中医古籍并侍医，掌握中医理论及临床，协助其父工作，1958 年先于其父病逝于北京。萧龙友青年断弦，10 年未续娶。后仕于湖南醴陵县，时有湖南长沙出过状元的书香世家饶府（府称退思园），其女饶琼蕊多病，屡请当时在医业已颇有声誉的萧龙友为女医治而愈，此去经年，饶府嫁女给萧龙友为妻。饶夫人从此与萧龙友携手一生，两人历经沧桑人世，相随相伴，情感笃深。饶夫人于 1954 年病逝，享年 74 岁。萧龙友身穿白袍，悲痛之至，亲笔题书挽联。孙女肖承惊记得其右联是："帮我成家，助我成业，五十年如一日"。

饶夫人生有二子四女，长子萧瑾，次子萧璋。长女萧世珠，次女萧秋华，其夫黄念祖（1913—1992）中国佛教居士，1932 年入北京大学工学院学习，专攻无线电工程。大学毕业后就职于电台，新中国成立后任天津大学、北京邮电学院教授。三女即嫁给画家蒋兆和的才女萧琼（重华），四女萧农华（中国科学院院士、北京大学教授涂传诒之母）。萧龙友众多子女，虽生逢战乱，却多有造就。

萧瑾（1908—1996），原名萧无悔，中国著名铁道专家。萧瑾自幼锐敏聪颖，勤学不倦。中学时期便对孙中山先生《建国大纲》实业计划中修建 10 万英里（16 万公里）的铁路建设计划深感兴趣，决心将来投身铁路事业。1925 年以优异成绩考入交通大学唐山工程学院（唐山铁道学院，1972 年更名为西南交通大学），本科毕业后，赴美国伊利诺伊州立大学攻读土木工程专业，获硕士学位。1933 年回国后先后在南京铁道部试用、在平汉铁路局担任标准设计和工程概预算等工作。在铁路桥梁工程方面，他以新思路设计出一套适于旧桥加固和养护的方法，显示了其在土木工程领域的天分和才华。"七七事变"后，萧瑾曾在宣城京赣线铁路勘测设计总工程公司任室主任工程师，负责文件审查和技术问题的处理。日军侵占宣城后，他和同事撤至南宁湘桂铁路柳南工程处，继续为抗日铁路运输的畅通而日夜奋战，因过度劳累而患肺结核，遂回到已沦陷的北平家中治疗。在北平的两年间，多次有人请其留在北平任教授或去铁路部门做技术工作，为其断然拒绝，他说："我绝不给日伪政权干任何事情！" 1940 年，萧瑾病愈后，即冒险越过封锁线前往四川负责川中公路的施工监理，解决了很多复杂的技术难题。1942~1944 年，萧瑾应著名教育家竺可桢之邀，兼任浙江大学教授，后在柳州铁路局工作。新中国成立后，萧瑾更是全身心地投入到新中国的铁路建设事业中。先后担任广东铁路局副总工程师、铁道部第三勘测设计院总工程师，直至 80 岁高龄方退休。几十年间，主持研究制定了北京、东北、嫩林、京原、石太、京九等几十条铁路干线的勘测设计，总长达 2 000 余公里，并主持研究制定北京、沈阳、天津、济南等大型编组站和枢纽工程总体规划，其中有十几条大干线及十余个大枢纽均达到国内先进水平，主持设计的石太线和阳太段电化工程，被评为部级优秀工程并获国家银质奖。尤其在国家"二五"计划和"三五"计划期间，国家要加强对东北林区和山西、内蒙古煤炭的开发，铁路运力严重不足，萧瑾对森林铁路和煤炭铁路进行了精心策划和统筹安排，解决了冻土基础设计和高寒地区给排水等高难技术问题。他多次深入现场，认真调查研究，对设计方案进行反复比较论证。即便年高体弱之时，也带领勘测人员跋山涉水，对复杂地形进行重点勘察。在他的努力下，我国森林铁路和煤炭铁路的建设取得了突破性的进展。萧瑾任第三勘测设计院总工程师期间，十分重视人才的培养，知人善用，无门户之见，及时将技术骨干推荐提拔到领导岗位，使该院在技术实力上得到了很大提高。在铁路勘测设计有关规章制度的制定上萧瑾也做出了卓著的贡献，亲自主持组织编制了《标准轨距铁路设计技术规范》《勘测设计管理办法》《设计文件的组成内容和深度》《标准设计管理办法》等多项规范和制度，还主持编制了国家级技术标准《工业企业标准轨距铁路设计规范》。他精通英、俄、日等多国语言，不少技术文件都亲自起草，并批判地借鉴和吸收国外先进经验和技术，为我国的铁路建设做出了卓越的贡献。曾担任中国铁道学会学术工作委员会主任，中国铁道学会第一届理事会常务理事、第二届理事会副理事长，天津铁道学会第一届理事会理事长、第二届理事会名誉理事长，天津市政协委员，河北省第三届人民代表，天津市河北区人大代表。

萧璋（1909—2001），中国现代语言学家、训诂学家、教育家。1909年出生于山东省济南府，5岁随父亲萧龙友来到北京，幼年父亲请两位家教在家中教子读四书五经，以及学习数学、英文。13岁萧璋考入中学，17岁考入北京大学国文系，1931年毕业。先后在吉林省立第一师范学校、天津南开中学、北平图书馆、北京大学女子文理学院任教或任职。曾任浙江大学教授，1948年应聘为北京辅仁大学中国文学系教授，1952年起于北京师范大学担任中文系教授兼系副主任，1959年起任系主任，直到1980年。

萧璋曾任中国语言学会理事，中国训诂学研究会常务理事兼学术委员会委员，北京市语言学会顾问，中国人民政治协商会议北京市第五届、第六届委员会常务委员，九三学社北京分社常务委员兼组织部部长，九三学社中央委员会顾问，九三学社中央参议委员会参议。他长期从事古代汉语词汇和训诂学的研究，为我国传统语言学的继承和发展做出了重大贡献。20世纪50年代中期，萧璋及其所在的北京师范大学中文系最早向国家教育部门提议在高校中文系开设古代汉语课程。20世纪60年代初，萧璋参加了王力先生主编的高校统编教材《古代汉语》的注释编写工作，负责文选部分的编写。《古代汉语》包括文选、常用词、古汉语通论三部分，而以文选为纲。该书是一部针对现代人编写的旨在帮助现代人学习并掌握古代汉语的优秀教材，至今仍对全国高校古代汉语课程的教学和研究有着重大的影响。萧璋在北京师范大学中文系长期担任领导工作，亲自制定教学大纲和课程设置方案，提出以现代汉语、古代汉语、现代文学、古典文学为主要支柱的高等师范院校中文系教学体系，使北京师范大

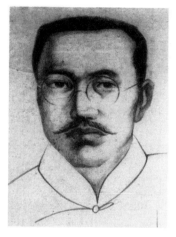

国民政府粮食部长、财政部长
——徐堪

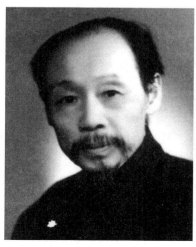

北京四大名医之冠、学部委员
——萧龙友

萧龙友

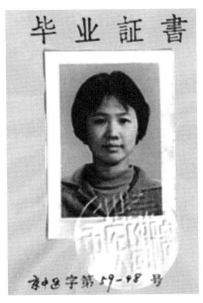

肖承惊

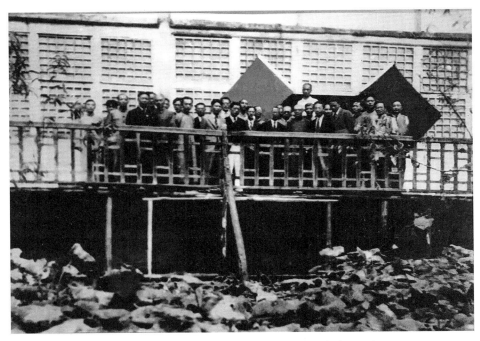

萧璋在湄潭浙大数学研究所召开评议会留影

学中文系在全国同类院校中的地位和声誉得到提升。萧璋虽然研究传统语言学，但从不泥古，善于接受新理论，能够不断推陈出新，重体系、重分析、重证据、重发明是他的研究特点。通过大量认真严谨的研究，萧璋撰写发表了《考老解》(1944 年)《王石臞删订〈尔雅义疏〉声韵谬误述补》《谈转注》《〈说文〉的假借说》《"形声相益，即谓之字"说》及《毛传条例探源》《谈毛传的单字相训》《再谈毛传的单字相训》等著名训诂文章，还出版了精选论文集《文字训诂论集》，这些都充分体现了萧璋的治学精神和治学方法，是留给后人的宝贵财富。在教育事业上，萧璋诲人不倦，治学态度严谨，堪称教书育人的楷模。1979 年 70 岁高龄的萧璋教授招收了第一届研究生后，又陆续培养了多届研究生，而且坚持每周给学生讲课，每次上课都从早上八点一直讲到中午十二点，如果没有人提醒，他从不休息。2001 年 1 月 2 日，精勤一生的萧璋先生因病抢救无效，不幸逝世，享年 92 岁。

萧琼（1916—2001），又名重华，现代著名书画家。自幼受家庭熏陶，酷爱书法。1937 年毕业于国立北平艺术专科学校国画系，在著名书画家齐白石、溥心畬门下学习，并为溥氏入室弟子。20 世纪 30 年代分别于北京、天津举办个人书画展。20 世纪 50 年代于中央美术学院附中任教。20 世纪 80 年代分别于深圳、北京与蒋兆和合办画展。1987 年 11 月率中国妇女书法代表团赴日本参加书法交流活动。1997 年应北京市文化发展基金会邀请，庆祝恢复对香港行使主权举办的书法精品展。1999 年参加庆祝中华人民共和国成立 50 周年系列书法大展。曾为中国书法家协会第一、第二届理事，北京文史馆馆员。画工山水，兼善花卉。山水师北宗，一点一抹，伏造化之功，气苍骨里，卓有风韵。齐璜赞谓"用笔不似闺秀，殊可喜矣"（《瓜蔬图》题跋）。花卉初学徐渭，继则融朱耷笔法，于粉墨之间露清姿，"非描摹之一流所为也"（齐白石评语）。"不惑而后，致力书法，四体俱能，尤以行草传世"。楷学钟繇，刚柔备焉。点画之间，多有异趣。隶取曹全、张迁笔致，舒展峻拔，飘逸洒脱。行草初学二王，后得南宫风神，扩展山谷骨骼,尝谓:"学书十余年,妙理无所得,一朝仿行草帖,展米芾迹,忽然彻悟。"所书用笔俊迈,结体紧敛,点画峻厚,苍劲秀美,掺以画法,遂自成画目。著名画家蒋兆和,谓其"书道精研","超凡入圣"。

其夫蒋兆和(1904—1986),四川泸州人,出生于书画世家。1939年出版《蒋兆和画集》。1943年,因创作以反映抗战大后方百姓的深重灾难为主题的《流民图》而引起轰动,并因此图在北平太庙展出,而得以同萧琼相识后结为伉俪。1957年蒋兆和随中国艺术代表团访问苏联,《流民图》再次引起轰动。苏联美术史家切戈达也夫称其为"中国的伦勃郎(荷兰17世纪著名肖像画家)","东方的苏里科夫(俄罗斯杰出历史人物画家)"。1971年,日本名家须山计一所著《抗战的画家》一书,列蒋兆和为世界近现代36名著名画家之一。蒋兆和历任南京大学美术学院教授、上海美术专科学校教授、北京中央美术学院教授,中国美术家协会理事、顾问,第三、第四、第五、第六届全国政协委员,民盟中央文教委员,《民国人物大辞典》有传。

萧璜(1905—1979),字耀庭,生于北京。萧龙友之侄。1929年北京朝阳大学毕业后,自学中医。两年后又跟随其大伯父萧龙友学医,并经常随同出诊看病。考取医师资格证后,在北京西城区东太平街北1号开设耀庭诊所,挂牌行医。1950年1月到齐鲁医院(现名山东大学齐鲁医院)住院部工作。1955年,山东省立中医院(现名山东中医药大学附属医院,山东省中医院)成立后,又调入该院中医科任医师。擅长治疗疑难杂症、肝病、妇科病。1960年到南京中医学院进修学习。1962年调至济南市中心医院中医科,1964年又调至济南市

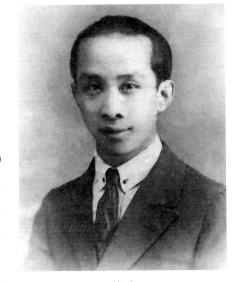

萧璜

150

第一人民医院中医科任医师。1979 年 12 月因脑出血逝世。

萧珙（1921—1998），萧龙友之侄，为山东省第一位西医学习中医的教授。1938 年进入燕京大学医学预科班学习，后在私立北平协和医学院（现北京协和医学院）、华西协和大学（现四川大学华西医学中心）等学习西医。1948 年，萧珙毕业于山东齐鲁大学医学院，获医学博士学位，并留于齐鲁大学医学院内科。1956 年参加卫生部在上海举办的首届西医学习中医班，成为我国第一批西医学习中医班的学生，从此开始了他一生的中医临证实践。1959 年他在上海首届西医学习中医班学习结业后，积极开展了中西医结合的研究工作并组织编写出版了《中医学浅说》一书，1962 年他作为山东省代表参加了在北京召开的全国中医代表会议。自 1965 年起他在山东中医学院附属医院主持内科工作期间，在科室的建立、临床管理及人才培养、抢救危重患者等方面都做出了很大贡献，后来萧珙回到山东医学院中医系任负责人。他从事教学、医疗、科研工作 40 余年，擅长中医内科杂病的治疗，运用自然辩证法和实践医学理论研究中医，在中医基础理论、四诊客观化，尤其在脉象图、舌苔与免疫等方面，有独特的见解，造诣颇深。先后发表论著、译著、论文 50 余部（篇）。1978 年他开始脉象图的研究工作，通过冷天的试验完全证实了《黄帝内经》中关于寒冷对脉象影响的规律。他领导的脉象研究于 1982 年获山东医学院科研成果奖，本人也因教学突出，于 1983 年被评为优秀教师，同年被推选为济南市第八届人大代表。在舌诊研究方面，《舌苔与口腔免疫关系的初步观察》等论文 1985 年在《中西医结合杂志》上发表，完善了中医在舌诊方面的理论。多年来萧珙一直特别注重沟通中西医和对外交流，他不仅古汉语功底扎实，还有较好的外语水平，能直接阅读英文原著，并可以用英语为加拿大、日本、澳大利亚等国专家进修生讲解中医。他编写了 10 万字的关于中药与成方的英文教材，主持编纂了英文著作《针刺戒烟》和《中国针灸、中药治疗疑难病症》，并作为系列丛书副主编，完成了系列丛书《英汉对照实用中医文库》巨著，获得了省教委评著一等奖。他于 1985 年应邀赴加拿大蒙特利尔讲学，1993 年至 1996 年在美国明尼苏达州讲学，并在海外为众多患者把脉施诊，让更多的外国人了解中医，为中医药走向世界做出了卓越贡献。萧珙谦虚谨慎，平易近人，有良好的医德。他经常以"人命至重，有贵千金"，"人之病病疾多，医之病病道少也"教育学生、要求自己。他受《备急千金要方》"大医精诚"精神的影响，做到诊病不分贵贱贫富，一视同仁。他医疗态度认真严肃，诊断准确，疗效卓著，且多次巡回医疗、办学，受到一致好评。作为萧龙友的亲侄，萧珙一直与伯父保持联系，来北京出差或休假，便面见伯父，促膝相谈，请教医疗中所遇问题。他学习中医便是受到伯父的鼓励。他曾与原卫生部郭子化副部长、廖家桢教授深入全国各地视察中医药工作。1998 年 10 月 15 日，萧珙因病医治无效在济南去世，享年 77 岁。

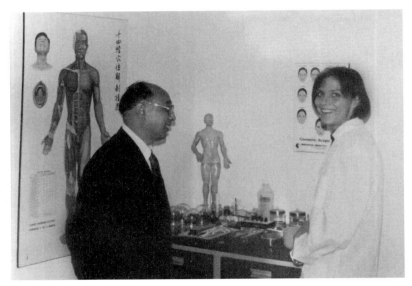

萧珙教授在美国讲学旧照

肖承悰（1940— ），萧龙友嫡孙，萧璋之女。1959~1965 年在北京中医学院（现北京中医药大学）中医系学习。毕业后留任该校附属东直门医院工作至今。现为北京中医药大学东直门医院首席教授、主任医师、博士生导师,传承博士后导师,第四批及第六批全国老中医药专家学术经验继承工作指导老师,享受国务院政府特殊津贴。曾担任中华中医药学会妇科专业委员会第三届主任委员,第五、第六届分会名誉主委。曾任教育部全国学位与研究生教育发展中心评审专家、全国中医标准化技术委员会委员、国家食品药品监督管理总局(现国家市场监督管理总局)药品评审专家、国家医疗保险咨询专家、中华医学会医疗事故技术鉴定专家、中华中医药学科学技术奖评审专家、全国科学技术名词审定委员会(简称全国名词委)中医药学名词审定委员会委员、北京中医药大学学术委员会委员等职。2007年10月成为中华中医药学会授予的"全国15名中医妇科名专家"之一。多年来倾心研究中医药治疗子宫肌瘤、卵巢囊肿、慢性盆腔炎、更年期综合征、月经不调、子宫内膜异位症、多囊卵巢综合征、卵巢早衰、不孕不育症、流产、产后病及多种妇科疑难杂症及辅助生殖技术的辅助治疗,形成了自己独特的学术观点和治疗方法,疗效显著,在妇科领域取得了卓越成就,在国内外享有很高的知名度。通过多年的临床经验总结,研创治疗子宫肌瘤的院内制剂"肌瘤内消丸"和"安宫止血丸"在东直门医院和东方医院应用多年,受到患者的欢迎。她热爱中医事业,忠诚教育,教学育人50余年,培养了30余名硕士、博士。其主编及参加编写了多部专著,除20世纪的著作外,21世纪著有《中医妇产科学》(2001年10月人民卫生出版社,任副主编),该书获中华中医药学会优秀学术著作一等奖;主编《现代中医妇科治疗学》(2004年5月人民卫生出版社),该书获中华中医药学会优秀学术著作二等奖;主编《中医妇科学》(2004年4月学苑出版社),该教材为北京市高等教育精品教材立项项目;《中医妇科学》(2008年1月高等教育出版社)任主审;首部卫生部"十一五"规化教材全国高等中医药院校规划研究生教材《中医妇科临床研究》(2009年1月人民卫生出版社)任主编;《中医妇科名家经验心悟》(2009年2月人民卫生出版社)任主编,获中华中医药学会优秀学术著作二等奖。

以"患者为中心"是肖承悰教授心中不变的理念，她尊重患者、关爱患者、服务患者、维护患者，始终坚持患者利益高于一切。她对患者极富同情心，不仅治疗身体疾病，还很重视心理疏导，用自己的幽默诙谐缓解患者的不良情绪，给予患者最大的关爱，使患者倍感亲切，深受广大患者喜爱，她们亲切地称她为"侠女婆婆"及"送子奶奶"。她急患者所急，经常带病出诊，唯恐延误患者的诊疗。她以患者生命健康至上，在临床看诊过程中，从疗效出发，拒开大方开贵药，尽量选择药效好且价格便宜的药物，为患者节省医药开支，减轻患者经济负担。无论患者身份贫贵高贱，凡是需要帮助的人，她都以深厚的感情和负责的态度，倾其所能给予帮助。她态度和蔼，耐心细致，诊疗时手边经常放置一个盆腔解剖模具，为患者释疑解惑的同时不遗余力地进行科普宣传，对远道而来的患者不忍拒绝，加号加班，因此门诊基本都是超时工作，常常最后一个下班。她不仅处处为患者着想，还维护职业尊严，坚持廉洁行医。正是这种对中医药事业的满腔热情和毫不利己、专门利人的无私奉献精神，使她保持了与广大妇女患者的血肉联系，赢得了由衷赞誉。

肖承悰教授自幼受祖父萧龙友先生言传身教的影响，萌发了作一名与祖父一样为他人疗疾苦、去病痛的医者的理想。大学毕业留任东直门医院工作后，积极投身于中医妇科临床及教育事业，"千磨万击还坚韧，任尔东南西北风"，50多年来，无论临床工作环境多么艰苦，她始终坚守理想信念，恪守医德，救死扶伤，奋斗在中医妇科工作第一线。她挚爱中医事业，作为一名成长于新中国的共产党员，她信念坚定，献身医学。50余年来，她不断学习，刻苦钻研，对各种妇科疑难杂症都有独到认识，并取得了显著疗效，成为中医妇科学术界的一面旗帜。现虽已年近耄耋，仍坚持每周2~3次门诊，诊余还主编专业论著。她奔波于全国各地进行学术讲座，力争为后世留下宝贵经验财富，对中医妇科事业的发展可谓是鞠躬尽瘁。她不辞劳苦，下基层为广大妇女义诊，青海、四川、新疆、内蒙古自治区都留下了她辛劳的身影，她支援基层，到东城、海淀、通州及本院组织的"乡村中医师3+3提升工程"讲课带教，以实际行动感动着她的学生、弟子及妇科界同仁。肖承悰教授业医50余载，弘扬了白求恩式的无私奉献精神。2018年8月31日，由白求恩精神研究会、中国医师协会授予"白求恩式好医生"称号。

肖承悰教授热情爽朗，甘于奉献，兢兢业业，艰苦实践，工作上高标准，生活上低标准，克服各种困难，全身心地投入工作，无怨无悔。数十年来，肖教授忠于职守，吃苦耐劳，责任心强，无论工作、学习还是待人待事，最讲认真。二十世纪六七十年代，正值国家贫困、缺医少药时期，肖教授多次积极响应上级的号召，下到基层为农村或边远地区的妇女提供义务诊疗，她骑一辆二八男式自行车，车把上挂着手术包，大梁上还载着另一位同事，到乡村宣传计划生育。如今近耄耋之年，她仍以满腔热忱倾注于自己终身热爱的中医药事业，深入基层一线，为偏远地区女性的健康保驾护航。2016年青海义诊，2018年四川义诊，2019年内蒙古自治区义诊，2019年新疆义诊她都不畏艰

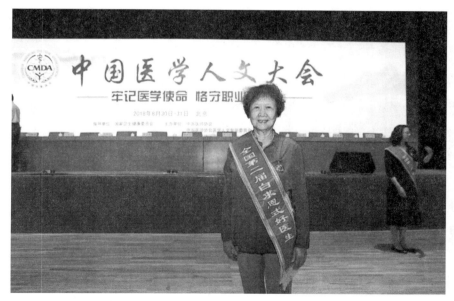

肖承悰教授荣获第二届"白求恩式好医生"荣誉称号

辛,不计回报。她对中医妇科事业的赤诚之心及严谨的治学态度,永远传播着正能量,影响着一代又一代中医人。她以实际行动和骄人的业绩赢得了业内人士的认可和尊敬,用对党的忠诚和突出的业绩向中医妇科事业交上了一份完美的答卷。

萧龙友子女及后代均品学兼优,卓有成就,爱国爱民,在不同的时期、不同的岗位为家国做出了很大贡献,反映了萧龙友教育后代有方。他既培养出汉语学专家萧璋,又培养出我国著名的铁道工程专家萧瑾。从创办北平国医学院培养中医后继人才,到教育子女有方,足可见他不愧是一代教育大家。其嫡孙女肖承惊曾与祖父自幼生活在一起 20 年,她感慨地说,祖父的一言一行,点点滴滴,影响着她的一生。

四、泰山北斗永称尊

清朝光绪元年(1875),萧龙友先生 5 周岁。

这一年,发生了两件震动全川儒学界的大事。

时任四川提督、全省学政的张之洞到潼川府治所三台县城潼川镇,主持秀才考试。当时,金石、甲骨研究和考据之学大盛。张之洞以"潼川东岳庙西廊一古鼎"为内容,"发策试士",问其鼎"铸自何年何人？足缺于何年？"结果,应试者中的知之者,寥寥无几。

在潼川视事期间,张之洞还意外获得一页出土于慧义寺塔的"唐经","宝之如连城"。他在欣喜之余,特作《琴泉寺唐经》以纪其胜。

这两件事发生后,潼川府字画收藏、金石研究和考据之学立即大大升温。名家字画及碑版彝器的收藏、研究,盛行于川北各府县,成为文人的时尚。

因酷爱名家字画及碑版彝器收藏研究、"善四体书"而驰名大西南地区的萧端澍,从萧龙友 5 岁开始,就让他接触家中珍藏的青铜古玩、名家书画,并着手引导其读书、识字,背诵"名家诗、赋"和"经、史、诸子"名篇、名段，并且督导其刻苦临习书法，吟诗作对。萧龙友10岁时，所学诗文，皆能过目成诵。祖父视若掌上明珠。家有喜事时，常令其隔坐背诵，以为待客之礼。由于古汉语功底扎实，家藏中医古籍珍本，也于此时成为其课余自选的研读内容。萧龙友13岁，中医常用名方和药性歌诀，已能倒背如流，业余时间常去家族的中药铺问医识药。

光绪十六年（1890），萧龙友年甫弱冠，即于"全蜀学生三万人中"脱颖而出，在全省最优100名学生中名列前茅，为成都尊经书院词章科录取。

尊经书院成立于同治十三年（1874年），是四川高等学校的源头之一，主张教学而放弃八股文，除了国学还教授西方科学知识，学生按比例在秀才、贡生中选拔，择优录取。光绪二十七年（1902年），锦江书院、尊经书院与1896年成立的四川中西学堂合并为"四川省大学堂"，后改称为"四川省高等学堂"，即今天的四川大学，为当时西部地区唯一的国立大学。

作者（肖承悰）按：2018年5月29日我到位于成都的四川大学（尊经书院旧址）参观，追寻祖父的足迹。这是他曾经寒窗苦读8年的地方，也是他开始书写一生传奇的地方。我还参观了川大博物馆，对尊经书院这所四川大学的前身加深了解的同时，祖父在我心中的形象也更加伟岸。萧龙友一生为中医立心，为生民护命，为往圣继绝学，为万世开康乐，而他所尊崇的经世致用、所学为民的立世之道，也正合尊经书院"不志科举，学以致用"的办学宗旨。可以说在尊经书院学习的这8年，萧龙友不仅涵养学识，打磨意志，更奠定了一生的格局和胸怀，此后他所走出的每一步，都映照着他爱国爱民的初心。

尊经书院为经、史、词章科培养了大批人才，如我们熟悉的张澜副主席、吴玉章校长。

肖承悰教授在川大看到大片密集的子午莲，心中立刻想到这是祖父萧龙友最爱的睡莲，特此拍照留念。

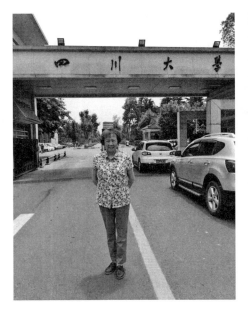
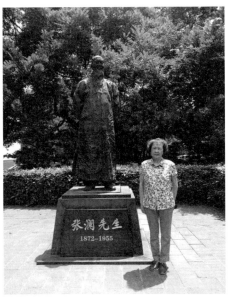
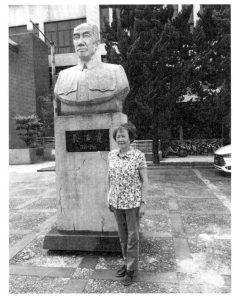
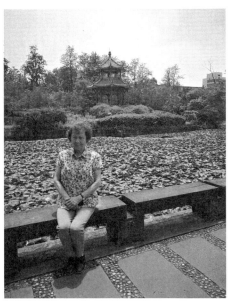

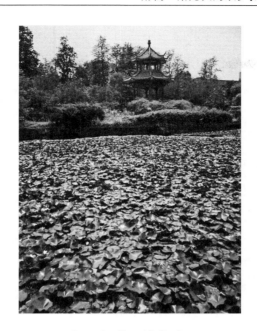

咏子午莲（萧龙友）

子午莲花冒雨开，

神光离合自何来，

凌波仙子差相似，

传粉凝脂照玉薹。

　　在旧式书院制度下，清代书院教育的主要目的就是应试科举，使生员"成才"，"处为正士，出为良臣"。而其教学的基本内容，则是科考课目（四书、五经）和文体（即八股文）。张之洞这时在成都创建的尊经书院，虽然仍然以培养生员应试科考为目的，但其教学内容更为广泛，更趋时尚，而且提出了"绍先哲，起蜀学"的重要使命，力求为适应大变革的时代培养出社会所需的优秀人才。四川大学教授胡昭曦先生著文认为，尊经书院"其具体的教学内容和方法"，在以下三个方面，都"有所改革和创新"。

　　第一，提倡生员读书置问，设立讨论制度。其教学与一般书院只重科举考试的帖括之学有别，而要求生员自觉阅读并写读书日记，设立由山长或其他师长的讲课制度（初为五日，后改为十日一讲）。"山长摘其（生员）所习之书而问之，以驳其有得与否。阅日记毕，与之讲说，问难不禁"；鼓励生员向师长随时"请业""问业"，提倡置问讨论的研究之风。

第二，考课不用帖括时文。设官、师（堂课、课）考课，每月两次课考，但不课时文（即八股文，一般书院以此为主要课考内容和方式），而是每课出四题，分别为经解、史论、杂文与赋、诗各一题，限四日内交卷，引道生员广为阅览，独立思考，堂下作业。

第三，提倡"实学"和经世致用。这在其教学内容、图书设备乃至生员的学术活动中均明显可见。其教学以经学为主，也兼及其他；以"中学为体，西学为用"；以课堂为主，提倡研究，联系社会。著名经学家王闿运山长亦强调以经、史、词章教育学生，并在院中研经（如王于光绪六年作《春秋例表》，指导廖季平研治《春秋》）。曾任锦江、尊经二书院山长的伍肇龄于《尊经书院课艺二集序》中写道："国朝初，建锦江书院，大抵惟科举是务，虽曰习经，涉猎而已，未有专业教者……同治甲戌十三年（1874），官绅协谋，别建尊经讲舍，始专考经义，兼习古文词。"这从书院主持者、教师和一些生员的言行中可以明显见到。

尊经书院的"山长（校长）和教师"，多数是在儒家经学研究领域成就突出和影响巨大的"宿儒或名士"，如王闿运、瞿鸿机、伍肇龄、谭宗浚等。他们各以所长建设书院，培养生员，为"蜀学"的振兴和四川地区儒学俊才的培养做出了重大贡献。

王闿运，湘潭人，字壬秋，号湘绮。符铸云："湘绮书，笔重墨凝，朴茂多姿，盖从北魏中出，虽为文章所掩，然极堪宝玩也。"《霎岳楼笔谈》："先生经术文章，照耀当世。书法，其余事耳。顾性喜抄书，日有恒课。自谓生平作字之多，今固无匹，古亦难俦。故其行楷小书，虽似绝不经意，而古泽书气，醇乎有味，于书家外，别成一格。"又云："先生初习小欧，动力颇深，笔能运墨，墨能透纸，端肃有度，雅饰入程，既参马鸣寺，得其峻宕，益臻妙致。"同光间，主讲尊经书院，教人以经史，为词章之根底，后进竞宗尚之。著《湘绮楼全集》。

瞿鸿机，长沙人，字子玖。清翰林，官四川学使。长诗词，工书法。

伍肇龄，邛州人，字崧生。清翰林。工书、善古文词，主讲锦江书院十余年，迁士颇众，八十余卒。

谭宗浚，南海人，字叔裕。同治进士，授编修，官四川学使，云南盐茶道。工书，长诗文，熟于掌故，有《辽史纪事本末》《希古堂诗文集》。

王、瞿、伍、谭等四位大师，《益州书画家名录》均有传。四位大师对萧龙友先生影响甚大。

萧龙友先生和本县的孙忠瀹、资中的骆成骧都是尊经书院著名的高才生。三人彼此间相处甚洽，经常在一起交流心得，切磋技艺，互助互勉，"学日以进"。《民国三台县志》记载，孙忠瀹之父孙引之病卒，特委骆成骧撰写墓志。而孙忠瀹病卒，萧龙友先生亦遵其遗嘱，为其撰写墓志。彼此间情之深、谊之笃，实非一般学友情谊所可比拟者。

出身于书香门第，长期受到乃父萧端澍悉心教导的萧龙友先生，早在进入尊经书院之前，就以天资聪慧、治学勤勉、博闻强志和诗文、书、画兼优，同时技精岐黄，而闻名于川北。来到成都后，进一步获得尊经书院众多大师、宿儒的指点，更以才华横溢而成为备受校内校外关注的青年才俊。

清朝光绪辛卯年（1891）嘉平月，萧氏姻亲谢骏（名乾三）在其供职的四川盐政公署花厅里，摆设文房四宝，创作仿古山水四扇屏，特邀萧龙友为其虚左以待的画屏上方的四方"诗堂"补题文字，萧龙友欣然命笔，篆、隶、楷、行四幅墨宝，一气呵成，令应邀入座的省垣名宿击节赞叹。

清朝光绪壬辰年（1892），四川地区霍乱疫情大爆发。省会成都，最恐怖之日，是一天染疫而死亡者，超过 8 000 人。死亡枕藉，路断人稀。积压多年的棺材，售卖一空。商店歇业，人心惶恐。许多医院诊所惧怕感染，拒收患者。血气方刚的萧龙友先生将个人生死置之度外，挺身而出，约同好友陈蕴生等人，沿街巡治，以早年所学的医药知识、技能，为省垣百姓服务。他采用中草药熬汤，分发给病者服用，使许多患者转危为安。锦城市民，皆以"万家生佛"颂其恩德。萧龙友之大名，从此在省城几乎是家喻户晓。慕名求其字、画者，以及登门求诊者，与日俱增。

当时，四川井研学子廖平（名季平），亦与萧龙友相友善。廖平"工书"，而且"遍治群经，尤长公羊学"，尊经书院创建者张之洞，将其与杨锐（戊戌变法六君子之一）、张祥龄、毛瀚丰、彭毓高五人，合称为"蜀中五少年"之一。其名声之大，远在他人之上。但廖平对萧龙友先生却异常敬重。当其所著《六译馆丛书》付梓之际，特请萧龙友先生为其扉页留墨题字。民国初期，廖平"主讲四川国学院，弟子遍于南北"。《益州书画家名录》有传。

清朝光绪乙未年（1895年），著名书法家、经学家、曾任四川乡试帘官的王树楠，应张之洞之聘，赴金陵入总督府幕。四川著名学者、书法家赵熙和顾复初等人为其饯行，设宴于成都望江公园，同绘《江亭送别图》。花前月下，饮酒赋诗，锦城文坛佳话，不亚于永和九年之"兰亭雅集。"此次文人高会，赵熙、顾复初特邀时年26岁的萧龙友先生入席。

"尧生年少最能文，鹤立寒鸡自不群"。赵熙，四川荣县人，字尧生，别号香宋。清朝光绪七年进士。授翰林院编修，转江西道监察御史。工诗词书画。书宗颜柳，于苏黄米蔡皆学，兼习北碑及欧、褚诸家，世称"赵派"。著有《香宋前集》《香宋词》。顾复初，长洲人，字幼耕，一字子远，晚号潜叟。翰林侍讲学士。元熙子也。咸丰末，道州何绍基督蜀学，邀复初襄校试卷。洪杨之乱，江南陷贼，不得归，乃入粟为县丞，摄贡井丞，非其志也。晚年，书势益深，入汉隶堂奥，茂密遒厚，其至者骎骎，与邓完伯、莫友芝分席。僻处隐约，甚湮所长。时写山水小幅，纯用焦墨，间著赭藤，品格亦胜。寿八十余终。有《曼罗山人诗文集》《蜀桐弦词》《海风箫词》《绛河笙词》《梵天瑟词》若干卷。当时能受盛名如赵熙、顾复初这样的文坛艺林名家特别看重的蜀省青年才俊之士，实未见有超过萧龙友先生者。

王树楠与萧龙友先生之父萧端澍为诗、书至交。清朝光绪壬辰年（1892），被誉为"四川所首称贤吏"的四川总督莪堂，主持培修成都子云亭竣工时，特邀王树楠作记，萧端澍书丹，其碑兼之刻工精湛，时称"三绝"。因为这层关系，王树楠被萧龙友先生拜为恩师。而王树楠则以萧龙友为其忘年之交。王树楠新著《费氏古易订文》二十卷，在四川青神县开雕付印时，特邀萧龙友先生用篆书题写书名。

萧龙友先生晚年时，他行医所开处方，常常被一些视其书法为珍品者出高价予以收藏。尽管其医名大于书法，但书名并未为医名所掩，求其书法者络绎不绝。

20世纪30年代中期，原四川省保安司令王陵基母亲病逝，专程乘飞机到北京请萧龙友先生手书墓志铭。当时，以"王灵官"（王陵基）在四川的地位，找一个当地书法名家为母亲书写墓志铭也并非难事。王陵基暇日常和萧方骏（萧龙友三弟）、徐可亭（又名徐堪，时任国民政府粮食部、财政部部长）等四川同乡，在北京"晴云阁"品茗聊天，交情极厚。当时萧方骏也是京城的名书法家，因同王的乡情友谊难却，乃由自己为其书写墓志铭正文，萧龙友先生以篆书体书写墓志盖。后来，这张墓志盖的拓片曾悬挂在成都东大街王陵基胞兄的"久成元"绸缎铺正厅予以展示，观者无不交口称赞。

"学力根深方蒂固，功名水到自渠成"。

清朝光绪丁酉年（1897），萧龙友先生经过在成都尊经书院的8年深造，羽翼丰满，壮志凌云，择吉出川，晋京朝考，一举考取拔萃科贡生（简称"拔贡"。至此，三台鲁班萧氏家族，从清代道光至光绪年间，累计已出3名"拔贡"，堪称川北地区十分罕见的"拔贡世家"。

清代既是实行科举取士制度的最后一个朝代，又是科举取士制度最成熟和最完备的时期。清代考选科目的设置沿袭前朝，常设的只有进士一科，并规定只有男性才能应试。进士科的考选分为乡试（包括童子试和省试两等）、会试（包括礼部试和殿试两个阶段）两级。

乡试是指在各省省城举行的科举考试,亦称大比,因为一般在八月举行,又称秋试或秋闱,乡试中举,因称折桂。乡试举行时,所有籍贯属于本省的生员(即秀才)及监生、荫生、官生、贡生、经过科考或录科录遗考试合格的,均可报名应试。萧龙友先生之父萧端澍,正是考取同治十二年(1873)拔贡之后,于光绪十四年(1888)考取举人的。乡试一般每三年即逢子、午、卯、酉年举行一次,称正科;若遇皇帝即位和皇室庆典由皇帝专门下诏举行的称恩科。如恩科与正科同在一年则合并举行,称恩正并科(但取录名额要加倍)。乡试合格被取录(即考中)称为登贤书、中举,又称登乙榜或一榜;被取录者称举人、别称孝廉。其前五名通称五魁或五经魁。第一名通称解元,第二名称亚元,第六名称亚魁,以下名次通称文魁。

各省每次乡试(称每科)取录举人和副榜(指乡试的备取名单)的人数是有定额的(称举额和副榜定额)。四川省的乡试举额,道光以前(1850年以前)每年定为六十三名(包括三名成都驻防旗籍的举额)。按照清朝的规定,大约每向朝廷缴银三十万两,可以要求原籍省举额一名。因清军川籍将领杨遇春(曾任陕甘总督)、鲍超(曾任浙江、湖南两省提督)先后将朝廷积欠所部饷银数百万两全部免除,四川省举额增加到七十三名;以后又因川省捐输和新捐输每年共约增加向朝廷缴纳的银两已达三百万两,又使举额增加到九十三名,最后更增加为一百零三名。四川省乡试副榜最初定额十名,后增至十二名,再增至十四名,遂为定制。由于这时全省童子试每科应取生员已扩大到一千九百二十六名,三年两考共应取生员三千八百五十二名,加上历科未中之生员来应考者以二倍计算,则乡试每科取录率仍然不到百分之一。足见科举举人、生员功名获取之难。

生员是具备参加乡试资格的主要应试。生员资格的取得,一般需要经过童子试考选。因为童子试就是为考选生员而举行的专门的考试,简称童试,又称小考或小试。每三年举行两次,逢丑、未、辰、戌年举行的称岁考,逢寅、申、巳、亥年举行的称科考。应童子试者只要求籍贯属本县,不受年龄限制。但不论应试者年龄大小,一律称为童生,或称儒童、文童。童子试包括县试、府试(直隶州),院试(仍连府或直隶州举行)三个阶段。最终经院试录取(称考中)者即为生员(通称秀才),分别送入府、厅、州、县学宫(统称儒学)注册读书,称入学(亦称进学)或庠(古代称学校为庠),所以生员又别称庠生。

贡生基本意是指从生员中选拔出来送入北京国子监深造的这部分人。因为这种选拔是直接向朝廷贡献人才,故称"出贡";被选中"出贡"的人统称贡生。实际上贡生并非都需到国子监深造,有的就可直接参加朝考得授官职,有的仍可羁留原籍参加乡试。贡生还因选拔方式和出路的不同,分为岁贡、恩贡、优贡、拔贡、副贡(以上全称五贡,都是科举正途)和例贡六种。每届童子试之年,各府、厅、州、县学就学中资格最老的廪生,按朝廷规定的岁贡定额依次出贡称岁贡,若遇恩科增加的一名出贡名额称恩贡。岁贡和恩贡只意味着已取得进入国子监继续读书(称入监)的资格,实际上并不需要真正入监,只是不能直接参加会试和朝考。此外,省学政每三年(即乡试正科开科之年)根据各府、厅、州、县学教官的举荐,对生员进行一次考选,择优选取四名(四川省的定额)集中省城复试后,保送入京直接参加朝考(先是送国子监,同治后才准参加朝考),称优贡;学政每十二年(例逢酉年)从全省各府、厅、州、县学生员中普遍进行一次考选,并按府学二名、厅州县学各一名选拔一次考选,并按府学二名、厅州县学各一名选拔出来,集中省城复试后,保送入京直接参加朝考,称"拔贡"。因其名额极少,益见"拔贡"之难,甚至在举人之上。优贡和拔贡朝考合格后,即可按成绩所列等级,分别充任七品京官(还可参加考选军机章京)、知县或教官。

"学而优则仕"。1897年萧龙友考取拔贡后,参加殿试合格,被任用为八旗教习。他一面教学,一面研习医学,加上常与京城名医往来,医术更趋精湛,登门求诊者与日俱增。

不久,按朝廷惯例,萧龙友分赴山东候补,先后任巨野、济阳、嘉祥、淄川知县，并加知府衔。当时正值变法维新开始，行新政、废科举。山东省会决定设立高等学堂，萧龙友亲自为学堂草拟章程，并兼任教习。因常为百姓治病，民间传其为好官。

辛亥革命后，萧龙友先生一度入黎元洪周自齐幕府。公余研究医学，于妇科、内科、儿科均有独到之处。因曾治好黎元洪母亲的病，声望益显。

1914年，奉调入京，任国民政府财政、农商两部秘书及府院参事，农商部有奖实业债券局总办等职，并被内务部聘为中医顾问。职事之余，仍悉心研习医药。同时，被聘为考试中医襄校委员，取得医师资格。

1916年5月，袁世凯病危，其长子袁克定邀请萧龙友先生入总统府为其诊断。先生切脉后，断定袁世凯为尿毒症，提笔处方，嘱以服药静养。因袁世凯次子袁克文坚信西医，与袁克定意见不合，致使袁世凯妻妾十余人六神无主。延至6月6日，这个做了83天短命皇帝的袁世凯终于一命呜呼！事后，萧大夫对人说，袁世凯内外交困，活在举国上下一致的唾骂声中，而尿毒症又必须静养，以袁世凯当时的心情又怎能静得下来？"其死乃是命中注定，盖气数尽矣！"

1924年，孙中山因国家大计带病北上，病情日趋严重。京城众多名医诊后均不能断其病由。经友人介绍，萧龙友先生应邀为中山先生诊视，断为"病之根在肝"，因知其时，病入膏肓，非汤药所能奏效，故未开处方而去。行前，乃如实向守候一旁的宋庆龄夫人告诉病情。中山先生病逝后，经病理解剖，发现"肝部坚硬如木，生有恶瘤"，完全证实了萧龙友先生的诊断。

袁世凯死后，黎元洪继任大总统，袁世凯废除的《临时约法》和国会又被恢复起来。段祺瑞以内阁总理掌握北京政府的实际权力。袁世凯时期已经逐渐形成的各派系军阀势力，在反袁运动中都乘机扩大了自己力量。中国出现了大小军阀割据、争夺的局面，各帝国主义分别把这些军阀变成自己的代理人，支持他们在中国的争夺，以便从中取利。

军阀混战，国无宁日。当时身居农商部参事、总办要职的萧龙友先生，"四顾茫然，行藏莫测"。"虽志在医国"，却报国无门。纵"浮沉宦海数十年"，却"于国事毫无济"。与其"既不能出所学以医国"，"何不隐居，行其术以医人？"于是，毅然决然，弃官归隐，自署其寓所为"萧龙友医寓"，正式挂牌于北平西城兵马司胡同 22 号，悬壶济世。

1929 年 1 月，梁启超先生患病尿血。事前，曾赴协和医院检诊。西医诊断为肾上有病，经 X 线透视右肾中有一黑点，诊断为瘤，必须手术切除。梁公放心不下，乃驱车前往萧龙友医寓求诊。四诊之切脉后，萧龙友先生对梁公说："阁下肾脏无病，应该慎重行事，长服所开中药便可痊愈。"但梁公坚信西医，又恐癌变，仍赴协和医院手术割肾。果然先生不出所料，后经病理解剖，梁启超先生肾脏完全健康。

张作霖的母亲患重病，久治不愈。这位能调动千军万马的张大帅，面对老母亲的疾病束手无策。其母指名要北京的萧龙友大夫为她诊治，张作霖不敢违抗母命，特派副官处长专程赴北京迎接萧大夫，并在列车上挂了一节花车（专用车厢）。到达沈阳后，萧龙友精心为太夫人诊断，原来患的是老年气血两虚的虚证，这对萧大夫来说，正是得心应手的专长。仅医疗约半个月时间，太夫人的病体就逐渐康复。太夫人十分感谢，临别时，要张作霖以重金相酬。张作霖出手大方，厚赠了萧大夫一笔巨款。事后，萧龙友对人说："张大帅取之于民的脂膏，我将用于造福民众。这叫作受之无愧，用得其所。"这笔巨款，萧龙友投入在成立的北平国医学院之中。

1930 年，萧龙友先生和孔伯华、施今墨先生自筹资金创办"北平国医学院"，萧龙友任院长，孔伯华、施今墨任副院长，目的在培育中医后继人才。1932 年施今墨先生离任自筹"华北国医学院"。1937 年，北平国医学院改名为"北京国医学院"，萧龙友任董事长，孔伯华任院长。然而，在此期间却遭到了不少的阻拦，当时的教育部不予立案，卫生部不予承认，崇洋者则大肆嘲讽。但是，萧、孔二人不畏一切险阻，披荆斩棘，倾囊维持。经费不足，则以门诊收入所得，全部用于学院经费补贴，终使学院延续 15 年之久，培养了 700 余人，对中医事业的继承和发展起到了积极的作用。新中国成立后，原卫生部中医司司长赵树屏、北京市卫生局第一任中医科科长白啸山，均是萧龙友先后的得意高徒，他们为中医事业的传承发展做出了很大的贡献。

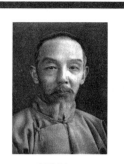

孔伯华先生

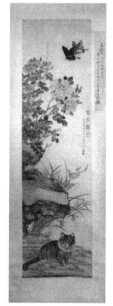

萧龙友 70 寿辰时孔伯华先生赠画

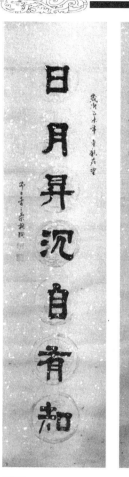

之柔按：

据孔伯华先生嫡孙孔令谦兄讲，1949 年初孔德成赴台湾前，书赠孔伯华联语曰"鱼龙自能兴幻化，鸟兽不可与同群"。今年孔伯华先生的诞辰，想起此典，撰联如上。日前孔伯华名家研究室雅嘱为"萧龙友先生诞辰 145 周年"撰联，遂书。萧龙友、孔伯华为北京四大名医之日月双子，无须辨，何须辨？

纪念名医萧龙友先生诞辰一四五周年

17

贺词

不重中医国必危，当年保种是轩岐。

讲明生理人繁衍，说透天元族大滋。

黄帝子孙盈宙合，傲师徒众满中畿。

倘教知本同医国，四万万人孰敢欺！

附

赵树屏（1891—1957），近代名医，江苏武进人。1914 年毕业于顺天高等学堂（即北京师范大学前身）英文系。新中国成立前，他首先发起筹组北京中医学会，1950 年任北京中医学会主任委员，并创办《中医杂志》的前身《北京中医》。1952 年参加政府工作，任卫生部医政处"技正"兼中医科科长。1954 年成立中医司，任副司长，同时还任北京市人民委员会委员、北京卫协副主任委员等。在担任政府工作期间，曾发表过"对批判地接受我国医学遗产的意见"及"充分发挥中医的作用"等重要讲话。其临证特点为，取各家之长，融会贯通，不拘一格，自成体系。著有《关于国医之商榷》《肝病论》《中国医学史纲要》《中医系统学概要》等。

他自幼浸儒家学，嗜读医书。青年时期受"科学救国论""进化论"等新学影响，曾奋志攻读外语。1914 年毕业于顺天高等学堂（即今北京师范大学前身）英文系。初从事教育工作，业余时间则协从乃父翻检群书，编写医学讲义。

赵树屏不仅精通中医经典，尤重医史的研究。他认为，如果不明医史，则不明学术的发展进退，也就不足以启迪后学。因此，对于如何系统地整理中医古籍，非常重视。他从浩瀚的医籍中，选择先秦至清代各个历史时期的医学梗概和系统源流进行整理，对古代医学的发展及其渊源有较系统的总结。同时，他很擅长肝病治疗，认为需在审明病因的基础上，分清是血虚阳亢，还是脾病传肝，还是肝的经脉之病等。治疗用药主张性味平和、剂量轻微、中病即止。

赵树屏认为，临床治病若不明《内经》之理，对审症就会似是而非,绝无实际疗效。他还认为,凡治病必审其源,然后认证方有把握。对于肝病的辨治,强调辨证求因,旁及六经。同时他又认为,肝为风木之脏,赖血以养,血足则盈而木气盛,血亏则热而木气亢。因此,悲怒气逆和水不涵木多可引起引起血虚阳亢的肝经病候;或因其他脏腑移寒、移热而伤损肝脏;对于肝经经脉循行所过之处的病候,包括胁腹疼痛、手足拘急等。

白啸山(1907—1984),河北省正定县人,生于1907年,卒于1984年。三世儒医,幼承家学,1939年开始学医。之后师从北京四大名医之一萧龙友学习。1958年任教于北京市中医进修学校,后在北京中医医院工作。曾任北京市卫生局中医科科长,北京市中医学会副会长等。擅治内科杂病,喜用脏腑经络辨证。著有《白啸山医案医话集》。

白啸山崇尚温补,认为人体先天之本在肾,后天之本在脾。肾主藏精,主化真气,是人体先天之本。脾胃主纳水谷,运化精微以养四肢百骸,是人体后天之基。五脏之精非五谷不能生,故而脾胃又为根本中之根本。对于肾阴亏损者,治宜滋阴益水;肾阳亏损者,治宜壮阳益火;脾胃亏损者,治宜健脾燥湿。肾阳亏损与脾胃亏损在治疗上无大矛盾,只不过程度之深浅不同而已。肾阴亏损与脾胃阳虚在治疗上则存在较大矛盾,前者宜乎滋补,后者宜乎温燥。滋则伤脾,燥则伤阴。前人谓阴虚痨瘵倘见泄泻但宜理脾而清金宜戒。诚以肺主清而脾主燥,清且列为禁条,滋则更何以堪?然则如之何而后可?试思益水不外乎六味、左归之属,扶脾不外四君、保元、补中之类。六味熟地、山萸之滋,丹皮之寒,泽泻之泄,于脾虚者万不能用,白氏常重用山药、枸杞子于理脾药中收到显效。盖山药乃本人生用之谷菜,味甘而涩,补脾肺之不足,益肾强阴,宁心益气;枸杞子味甘性平,润肺清肝,滋肾益气,生精助阳。二药诚能兼顾脾肾二家,不可以其平淡而忽视之。

白啸山先生是一位出色的中医教育家,1958年到北京市中医进修学校任教，成为该校最早的教师队伍中的一员。他热爱党的教育事业，治学严谨，学术精湛，为国家培养了大批优秀的中医药人才，为中医教育事业做出了积极的贡献。

萧龙友先生以其精湛的医术和为保护中医国粹而"威武不能屈"的"上古君子遗风"，赢得了中医同道和人民群众的普遍称道，被誉为北京"四大名医之冠"。

萧龙友先生从医，不泥古，不非今，主张消除门户之见，取彼之长，补我之短，不分门派。

萧龙友先生治病也不拘于汤药，如需针灸者即配合之。

萧龙友医治家人，不但常请中医同道同治，而且也请西医会诊。

医之处方，妙在用药。萧先生主张，医者应识药，而且须亲自采药。"古之医士，药由自选，深山穷谷，日事搜寻，阳年采阳药，阴年采阴药，以备囊中之用。"

1949 年 8 月，由叶剑英市长主持召开的北平市人民代表大会在中山公园召开，萧龙友被选为代表参加会议。

1950 年 1 月，萧龙友以华北区特约代表的身份，出席了卫生部召开的第一次全国卫生会议。

1951 年 7 月，萧龙友被中央人民政府聘任为中央文史馆馆员。

1953 年 11 月，萧龙友与傅连暲、施今墨、孔伯华、赵树屏等人当选为中华医学会中西医学术交流委员会副主任委员。

萧龙友先生常说："中国已历数千年。其中，先圣先贤之学说，有应发明而未发明者，有已发明而间有晦盲者。去其糟粕，存其精华，以利国人，而昭来者，我辈之责也。"

萧龙友先生不仅医术精湛，医德也极为高尚。每年酷暑伏天，门前总要放置两个大缸，盛满绿豆汤，供行人服用，借以散热消暑。他还将自制的痢疾散和专治小儿肠胃病的蒿虫散赠予所需者。他诊病不问贫富或职位高低，皆一视同仁，处方一丝不苟。在中医望、闻、问、切四诊中，对问最为详尽。病者的籍贯、职业、生活习性、病史等都问得清清楚楚，然后辨证下药，故能收到良好效果。对贫苦大众无力交费者，免费或只收半费。确实无力交费的患者，则到其指定中药店记账抓药，概由萧先生结账。此真是"有君臣，有佐使，异主异方，良医法度如良相；无贵贱，无亲疏，同仁同德，圣手风徽是圣人"（左启补题北京国医馆联）。

1954 年 8 月 7 日，萧龙友先生当选为第一届全国人民代表大会代表。1955 年出席第一届全国人民代表大会第二次会议，推选他为主席团成员。1954 年 9 月 16 日在第一届全国人民代表大会第一次会议上，他首次提案设立中医学院及中医大学，以培养中医人才。他的这些建议，后来均被国家采纳，并逐步实施。

1954 年萧龙友以 84 岁高龄当选为第一届全国人大代表。1954 年 9 月 16 日在第一届全国人大一次会议上，萧龙友先生首次提案设立中医学院及中医大学。他说："我本人愿追随中西医同仁，将我国宝贵医学遗产结合科学研究进行整理，使我国有数千年临床经验的医学达到发扬光大的地步，使我国广大的劳动者人人都能享受保健的权利。其办法，我主张必须同时创办中医大学和中医学院，俾使学习和临床紧密结合，否则不易收到良好效用。"这一提案被人民政府采纳，于 1956 年在北京、上海、成都、广州成立首批四所中医学院。萧龙友听到这一消息，兴奋异常，对家人说："余生平素志，终于得偿。四所中医学院的成立，更充分说明了人民政府的一切措施，莫不符合人民的利益和人民的愿意"。并奋笔疾书，写下《中医学院成立感言》一文，刊登在 1956 年 6 月 8 日的《健康报》上。文中说："当北洋军阀瓦解，国民党伪政权成立后，中西医斗争存废之际，我曾建议设立中医专科学校，以广流传。惟当事者崇尚欧美，蔑视祖国遗产，当时中医几乎有被消灭的危险，更谈不到兴学育才……今知政府已明确规定在今年暑期于北京、上海、成都、广州四处各设中医学院一所，招收应届高中毕业生及志愿学习中医的干部入学，使祖国医学得以广泛的有系统的传授，造福人民，自非浅鲜。我的宿志终于得偿。在病中闻此消息,感到无比愉快、兴奋……",文章最后说道:"现在中医学院的教学,必须打破门户之见,急起直追,赶上世界先进医学水平,加强理论实际相连,进一步发扬中医学,以供世界同用,因而成为世界的新医学。"文中肺腑之言显示了萧龙友先生对中医教育事业充满了无限的信心和期望,还颇有远见地提出了消除门户之见和中医要走向世界的主张。萧龙友嘱其孙女承惊高中毕业后第一志愿即报考北京中医学院,遵先生嘱咐,孙女承惊于 1959 年在萧龙友先生生前考入该学院,为此萧龙友先生甚感欣慰。斯时他已年逾 90 岁,住入北京中央人民医院第 9 病房长期疗养,但对完成其夙愿的孙女承惊之学习情况非常关心,时时悉心调教,给予勉励,令其要努力读书。萧龙友不仅主张办学校,还支持师带徒的方式培养中医人才。原卫生部第一任中医司副司长赵树屏,北京市卫生局第一任中医科科长白啸山,都是他的得意弟子,他们为中医事业的传承发展贡献了很大力量。

萧龙友先生虽人到暮年,却壮心不已,除担任全国第一、二届人大代表,还历任原卫生部中医研究院(现中国中医科学院)顾问、学术委员会委员、名誉院长。1955 年,党中央为了贯彻党的中医政策,继承发扬祖国医学,成立卫生部中医研究院,萧先生以所藏朝鲜本《医方类聚》捐赠于卫生部中医研究院。此书国内仅有二部,其公而忘私,爱护中医学术之精神,由此可见一斑。

他还担任中华医学会副会长,中国科学院生物学地学部学部委员(院士),中央文史馆馆员,北京人民医院中医顾问等职。

1960 年 10 月 20 日,萧龙友先生在北京中央人民医院(现北京大学人民医院)病逝,享寿 91 岁。追悼会由原卫生部部长傅连暲主祭,葬北京香山万安公墓。

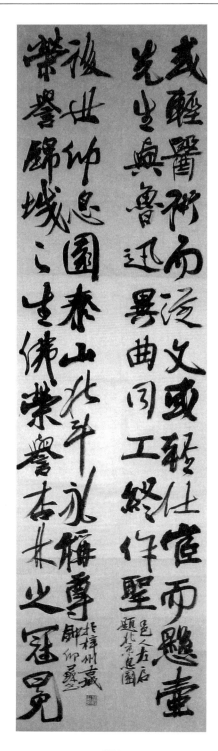

或轻医学而从文，或轻仕宦而悬壶，先生与鲁迅，异曲同工终作圣；

荣誉锦城之生佛，荣誉杏林之冠冕，后世仰息园，泰山北斗永称尊！

（左启补题北京息园联）

跋

　　三台置县,始于秦汉。历史悠久,代多贤达。县城方家街萧公馆主人萧龙友先生,尤为桑梓增辉。公以清拔贡入仕,而卒以医显,世称近代"北京四大名医"之首。2019 年,中央电视台"百年巨匠"专题片《四大名医》开机,萧公成为三台荣膺百年巨匠称号之第一人。萧公嫡孙女,医学传人,北京中医药大学东直门医院首席教授,主任医师,博士生导师肖(萧)承悰先生,曾于 2007 年和 2018 年两度返里,寻根,省亲,有幸参与接待,亲聆雅教,因有机会深入了解萧公家史和德业,并与肖教授联袂完成本书稿之撰写和修订。在出版过程中,肖教授不顾八秩高龄,在北京疫情趋紧之际,呕心沥血,精心校订文字,加配家藏珍贵图片。值书付梓,谨缀数言,略述本末,兼表谢忱。

左启　2020 年 5 月 1 日于梓州古城